はじめに

　輸血は内科系，外科系にかかわらず，あらゆる診療科において，病棟や手術室，救急外来など病院内のさまざまな部署で実施されています．そして，看護師の方々は日々の看護業務の一つとして輸血ケアを担当するなかで輸血用血液製剤を扱い，医師とともにベッドサイドで患者さんに輸血を行っています．

　私は輸血の管理業務に携わっているため，輸血ケアを担当する看護師の方々から輸血に関する問い合わせを受ける機会がしばしばあり，輸血に関してどのようなことを知りたいと思っているのかを聞かせてもらったこともありました．また，看護師の皆さんは輸血について学ぶ機会が意外に少なく，漠然とした不安を感じている方が少なくないことも知りました．本書を手にとった皆さんも，輸血ケアの現場で「なぜ？」と不思議に思ったことや，「どうしたらいいの？」と困ったことがあるのではないでしょうか？　本書は，看護師の皆さんのこのような疑問や不安を解消するための一助になればとの思いから生まれました．

　本書では，輸血の準備から，輸血後の患者さんの様子観察，副作用チェック，緊急輸血時の対応など，輸血ケアのさまざまな場面で実際に看護師の方々から寄せられた質問・疑問をQ&A形式で解説しています．また，解説内容をケアにいかすためのポイントをまとめた「ケアにいかそう！」，より詳しく学びたい方への「もっと教えて！」，さらに，実際の輸血過誤事例を紹介する「事例に学ぶ」も盛り込みました．

　輸血は医療に必要不可欠なものであるからこそ，適正に，安全に実施されなくてはいけません．その意味で看護師の皆さんが輸血を正しく理解して適切に実践できるようになることはとても大切です．これから輸血ケアを担当する方は基本を学ぶために，また，現在輸血ケアを担当している方はご自分の知識を整理し，よりよい輸血ケアを実践するために本書をご活用いただけると幸いです．

　本書が，輸血ケアの現場で看護師の皆さんのために大いに役に立ち，患者さんの安全・安心な輸血につながれば，筆者としてこれに勝る喜びはありません．

　最後になりましたが，本書の写真資料の作成にあたり，順天堂大学医学部附属静岡病院　臨床検査技師　土屋明実さん，学会認定・臨床輸血看護師　今田春子さん，菊地麻里さん，酒井寛美さん，学会認定・自己血輸血看護師　村岡裕美さんに多大なご協力をいただきました．この場をお借りして厚くお礼申し上げます．

2018年　盛夏

岩尾　憲明

Contents

Scene 1 輸血実施前の準備と検査

1. 輸血実施前にはなぜインフォームド・コンセント（IC）が必要なの？ 2
2. 輸血を受ける患者さんに説明しなくてはいけないことは？ 5
3. ABO血液型検査では何を調べているの？ 8
4. 不規則抗体って何ですか？ 12
5. 交差適合試験（クロスマッチ）ってどんな検査？ 15
6. 「交差適合試験が不適合」ってどういう意味ですか？ 18
7. 血液型検査と交差適合試験の検体はなぜ一緒に採血してはいけないの？ ... 20
8. 輸血検査に最低限必要な採血量は？ 22
9. 昨日採血した交差適合試験用検体は今日も使えますか？ 23
10. どんな検体だと「採りなおし」になるの？ 24

Scene 2 輸血用血液製剤の取り扱い

11. 輸血用血液製剤はどのように使い分けられているの？ 28
12. 輸血用血液製剤は種類によって保管の仕方が違うの？ 30
13. 輸血に関する用語のいろいろな略号，何を意味しているの？ 32
14. 赤血球製剤と血漿製剤を同じ搬送バッグに入れない理由は？ 34
15. なぜ輸血用血液製剤に放射線を照射するの？ 36
16. 輸血用血液製剤を病棟の冷蔵庫で一時的に保管してもいいですか？ 38
17. 室温で1時間ほど放置してしまった赤血球製剤は使用できませんか？ ... 40
18. 一度床に落としてしまった新鮮凍結血漿は使えませんか？ 42
19. 新鮮凍結血漿を早く用意するため，熱湯で融解してもいいですか？ 44
20. 輸血用血液製剤の色調がいつもと違うようです．使用できますか？ 46
21. 払い出されたばかりの冷たい赤血球製剤をこのまま使っていいの？ 48

Scene 3 輸血の実施

22. 「T&S」って何ですか？ 50
23. 輸血用血液製剤の読み合わせ確認では何をチェックすればいいの？ 52
24. Rh陽性の患者さんにRh陰性の赤血球製剤を輸血してもいいの？ 57
25. 赤血球製剤用と血小板製剤用の輸血セット，何が違うの？ 58

26 輸血セットを赤血球製剤の血液バッグに接続したら
血液が漏れ出しました．なぜ？ ……………………………………………… 60
27 血管の細い患者さんには何G（ゲージ）の注射針を使えばいいの？ ……… 62
28 輸血はどのくらいの速度で滴下すればいいの？ ………………………………… 64
29 中心静脈ラインからの輸血では何に注意すればいいの？ …………………… 66
30 カリウム吸着フィルターって何ですか？ ………………………………………… 68

Scene 4　緊急輸血・大量輸血

31 救急搬送の患者さんの血液型は搬送元での検査でわかっているのに，
なぜ再度調べるの？ ……………………………………………………………… 72
32 緊急時も血液型と交差適合試験の検体を別の時点で採血するの？ ………… 74
33 緊急輸血でO型の赤血球製剤が使われるのはなぜ？ ………………………… 76
34 大量出血時の輸血で輸血用血液製剤の認証確認を行う余裕がない時は
どうすればいいの？ ……………………………………………………………… 78
35 AB型の患者さんの輸血で在庫血が不足した時，O型ではなく
A型の赤血球製剤が依頼されたのはなぜですか？ …………………………… 80
36 「クリオプレシピテート」って何ですか？ ……………………………………… 82

Scene 5　輸血開始後の患者観察・輸血副作用

37 輸血後，患者さんのどのような症状に注意して観察すればいいの？ ……… 86
38 交差適合試験が「適合」でも副作用が起きることがあるの？ ……………… 90
39 輸血副作用は，輸血開始から何分後に発現するの？ ………………………… 92
40 輸血中に副作用が疑われる症状がみられたらどうすればいいの？ ………… 94
41 血小板輸血のたびにじんま疹が出る患者さんがいらっしゃいます．
副作用は予防できないの？ ……………………………………………………… 99

Scene 6　自己血輸血

42 どのような時に自己血輸血が実施されるの？ ………………………………… 102
43 自己血輸血の前には何を準備すればいいの？ ………………………………… 106
44 自己血採血予定の患者さんが前日に発熱（38℃）したそうです．
自己血採血を行ってもよいですか？ …………………………………………… 110
45 採血時，皮膚消毒で塗布したポビドンヨードがはやく乾くように
軽く拭いてもいいですか？ ……………………………………………………… 112

46 自己血貯血量が血液バッグの規定量より不足・超過していたら何か問題がありますか？ ……………………………………………………………………… 114

47 自己血採血中の患者さんが急に気分が悪くなり血圧も低下．どうすればよいですか？ ……………………………………………………… 116

48 自己血輸血は自分の血液だから副作用は起きませんよね？ ……………… 118

もっと教えて！

① 「特定生物由来製品」って何？ ………………………………………………… 4
② 遡及調査って何ですか？ ………………………………………………………… 7
③ ABO以外にも血液型があるってほんと？ …………………………………… 11
④ 不規則抗体の同定に時間がかかることがあるのはどうして？ …………… 14
⑤ 実は献血のこと，よく知りません …………………………………………… 17
⑥ 輸血用血液製剤の容量を教えて！ …………………………………………… 31
⑦ 「輸血用血液製剤は貴重だから大切に使うように」と言われますが，どれくらい貴重なの？ ……………………………………………………… 41
⑧ 融解した新鮮凍結血漿を再凍結してもいい？ ……………………………… 45
⑨ 手術に必要な輸血準備量はどのように算出されているの？ ……………… 51
⑩ 献血された血液が病院に届くまでの道のりを教えて！ …………………… 55
⑪ 緊急輸血時にはなぜ混乱が生じやすいの？ ………………………………… 75
⑫ 緊急時，届くまでに時間がかかる輸血用血液製剤は？ …………………… 77
⑬ 大量輸血プロトコール（MTP）って何？ …………………………………… 79
⑭ 「危機的出血の対応ガイドライン」って何ですか？ ………………………… 81
⑮ 大量出血時にフィブリノゲンを測定するのはなぜ？ ……………………… 84
⑯ 万が一，ABO不適合輸血が起きてしまったら？ …………………………… 98
⑰ 貯血式自己血輸血管理体制加算って何ですか？ …………………………… 105
⑱ 自己血輸血を受ける患者さんからの質問にどう答えればいいの？ ……… 120

事例に学ぶ

① 骨髄移植によって血液型が変わったことに気づかず，元の血液型の輸血用血液製剤を輸血してしまった ……………………………… 26
② 不適切な方法でのダブルチェックで，輸血用血液製剤の取り違えに気づかず輸血を実施してしまった ……………………………………………… 56
③ 過去の経験から自己判断で輸血予定量を変更してしまった ……………… 65
④ 輸血バッグの外観の異常に気づかず，細菌に汚染された輸血用血液製剤を輸血した ………………………………………………………………… 70

● 文献一覧 ……………………………………………………………………………… 122

- 本書での検証・撮影では，期限切れなどの理由で使用できない輸血用血液製剤を用いています．
- 「輸血用血液製剤」は解説内では「血液製剤」と記載しています．
- 「事例に学ぶ」で紹介している事例は，すべて公益財団法人日本医療機能評価機構 医療事故情報収集等事業が公開している医療事故情報より筆者が抜粋・編集したものであり，解説は筆者の個人的見解です．

装丁・本文デザイン／株式会社ビーコム，イラスト／田原直子

Scene 1

輸血実施前の準備と検査

1 輸血実施前にはなぜインフォームド・コンセント（IC）が必要なの？

主治医から患者さんに輸血について説明する場に私も同席することになりました．そもそも，なぜ，輸血を行う前にインフォームド・コンセントが必要なのですか？

輸血の安全性は高くなっているものの，輸血に伴う感染症や副作用のリスクがゼロではないため，ICによって輸血が治療上必要であること，副作用のリスクがあることを説明し，患者さんの理解を得ることが不可欠です．
ICは法的にも義務づけられており，診療報酬の輸血料算定の条件でもあります．

インフォームド・コンセント（Informed consent, IC）とは

　まず，インフォームド・コンセントに関する法的な面について少し知っておきましょう．
　1990（平成2）年に日本医師会がインフォームド・コンセント（以下，IC）を「説明と同意」と訳して提唱して以来，次第にその概念が普及するようになりました．1997（平成9）年の医療法改正で，「医療は，生命の尊重と個人の尊厳の保持を旨とし，医師，歯科医師，薬剤師，看護婦その他の医療の担い手と医療を受ける者との信頼関係に基づき，及び医療を受ける者の心身の状況に応じて行われるとともに，その内容は，単に治療のみならず，疾病の予防のための措置及びリハビリテーションを含む良質かつ適切なものでなければならない」と条文が追加され，さらに同年に「医師，歯科医師，薬剤師，看護師その他の医療の担い手は，医療を提供するに当たり，適切な説明を行い，医療を受ける者の理解を得るよう努めなければならない」と医療行為を行う際にICが必要であることが明文化されました．同時に，輸血料に関して「輸血に伴って，患者に対して輸血の必要性，危険性等について文書による説明を行った場合に算定する」と規定され，輸血実施時の診療報酬を請求するうえでも，文書を用いた輸血のICが必須になりました．
　かつては，医師が患者さんに病気や治療の説明をすることはドイツ語のMund-Therapie（対話による治療）を略して「ムンテラ」といわれていましたが，現在ではインフォームド・コンセントの略称である「IC」が医療現場に定着しています．

ICは説明するだけでは不十分

　ICは「『個人の自己決定権』を保証する」という考えが根底にあります．そのため，ICでは医師が患者さんに病名や検査，治療について一方的に説明するのではなく，病名に対する治療方針，実施予定の検査，治療法等についてリスクも含めて説明し，患者さんはそれらを理解して納得したうえで自身が受ける医療行為を選択し，決定します．単に説明するだけでは不十分であることを理解しておきましょう．

輸血の実施にICが必要な理由

　では，なぜ輸血の実施にICが必要なのでしょうか．2003（平成15）年に施行された「安全な血液製剤の安定供給の確保等に関する法律（血液法）」で，適正輸血の実施が医療者の責務であり，血液製剤の安全性の情報提供に努めなければならないことが明確にされました．同時に施行された改正薬事法では，生物由来製品，特定生物由来製品（☞ もっと教えて！①）という新たな枠組みが定義されて，医薬品として扱われてきた血液製剤は特定生物由来製品に分類されることになり，その特性に応じた安全確保のための対策が求められることになりました．これにより，医療機関における安全対策として，特定生物由来製品を使用する際には，「患者さん（あるいは家族）にリスクとベネフィットの説明を行い，理解を得ること」と「使用記録を作成して保存すること」が必要となったのです．

　輸血の安全性は高くなっているものの，輸血に伴う感染症や副作用のリスクをゼロにすることはできません．上記のような法的根拠に基づいて，輸血を受ける患者さんには，輸血が治療上必要であることを説明すると同時に，副作用のリスクについても適切に説明し，患者さんの理解を得ることが法的に義務づけられているのです．

輸血を受ける患者さんの多くは，重篤な疾患の治療などのために輸血が必要な状態にあります．主治医から病気の説明を受けて不安な気持ちでいる時に，さらに輸血実施のICで感染症や副作用のリスクの話を聞かされると，ますます心配になってしまうかもしれません．ICは，患者さんと医療者がより良い信頼関係を築き，患者さんが納得して医療を受けられることを目指すためのものです．看護師の皆さんがICの場に同席する時には，輸血の説明を聞いて不安を感じているかもしれない患者さんの気持ちを受け止めて，患者さんが納得して輸血を受けられるように支援しましょう．

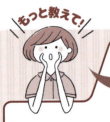

①「特定生物由来製品」って何？

　生物由来製品とは「人その他の生物（植物を除く）の細胞，組織等に由来する原料又は材料を用いた製品のうち，保健衛生上特別の注意を要するもの」と定義され，その特徴として以下の点があげられています．

- 未知の感染性因子を含有している可能性が否定できない場合がある
- 不特定多数の人や動物から採取されている場合，感染因子混入のリスクが高い
- 感染因子の不活化処理等に限界がある場合がある

　特定生物由来製品とは，「生物由来製品のうち，販売し，賃貸し，または授与した後において当該生物由来製品による保健衛生上の危害の発生又は拡大を防止するための措置を講ずることが必要なもの」と定義される製品です．

　図[1]のように，生物由来製品と特定生物由来製品は，製品の感染症の伝搬のリスクに応じて指定されます．生物由来製品のなかで，製品における感染症の発生リスクが理論的，かつ経験的により高いものを「特定生物由来製品」に位置づけ，さらに厳しい安全対策措置を行うこととなっています．特定生物由来製品を除く生物由来製品には「ワクチン，トキソイド，遺伝子組み換え製剤，動物成分抽出製剤，動物由来心臓弁」などがあげられます．特定生物由来製品は，「輸血用血液製剤，血液凝固因子，人血清アルブミン，人免疫グロブリン，人胎盤抽出物」などがあげられます．

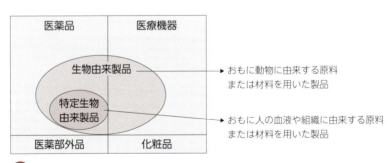

図 生物由来製品・特定生物由来製品の概念図 （文献1より引用）

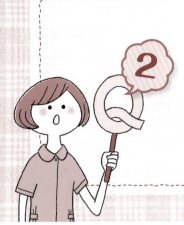

2 輸血を受ける患者さんに説明しなくてはいけないことは？

輸血を受ける患者さんに，輸血について何を説明すればよいのでしょうか？

「輸血療法の実施に関する指針」[2]で説明が必要とされているのは，以下の項目です．(1) 輸血療法の必要性，(2) 使用する血液製剤の種類と使用量，(3) 輸血に伴うリスク，(4) 輸血による健康被害の救済制度，(5) 自己血輸血の選択肢，(6) 感染症検査と検体保管，(7) 投与記録の保管と遡及調査時の使用，(8) その他，輸血療法の注意点．

患者さんへの説明が必要とされている項目

「輸血療法の実施に関する指針」（厚生労働省）[2]には，「患者又はその家族が理解できる言葉で，輸血療法にかかわる以下の項目を十分に説明し，同意を得た上で同意書を作成し，一部は患者に渡し，一部は診療録に添付しておく（電子カルテにおいては適切に記録を保管する）」と記載されています．それでは，本指針で説明が必要とされている項目をみていきましょう．

(1) 輸血療法の必要性

血液成分の減少（貧血，血小板減少，凝固因子欠乏）によって生じる症状（労作時の呼吸困難，出血症状など）の改善を図るために輸血を行い，不足している血液成分を補充する必要があることを説明します．また，輸血を行わない場合の危険性，すなわち血液成分の減少が改善されない場合に症状が悪化するおそれがあることについても説明します．

(2) 使用する血液製剤の種類と使用量

外傷や消化管出血などに対する輸血の場合は，予測される出血量に応じて使用する血液製剤（赤血球製剤，血小板製剤，血漿製剤）の種類と量（単位数）を説明します．

手術中・手術後も含めた数日間の輸血が必要になる場合は，一連の輸血として概ね一週間あたりに使用される血液製剤の種類と単位数を説明します．

血液疾患のように長期にわたり継続的に輸血が必要な場合は，一定期間内（週に2回，月に4回など）に予測される血液製剤の種類と単位数を説明します．

(3) 輸血に伴うリスク

血液製剤は「特定生物由来製品」（☞ **もっと教えて！**①）に分類されるため，輸血後の感染症のリスクについて説明する必要があります．また，輸血は一種の臓器移植なので，同種免疫反応による輸血副作用を生じる可能性を説明する必要があります．

(4) 輸血による健康被害の救済制度

医薬品の副作用と生物由来製品を介した感染などによる健康被害の救済制度があることを説明します．なお，入院相当の治療が必要な健康被害が救済の対象となることや，この制度による救済を受ける場合には医療機関からではなく，患者さんが給付申請することになっていることについて注意が必要です．

(5) 自己血輸血の選択肢

自己血輸血は，血液製剤における副作用や感染症のリスクを回避することが可能な輸血療法です．自己血輸血の安全な実施体制が整備されている場合には，自己血輸血の適応と考えられる手術を受ける予定の患者さんに対し，自己血輸血について説明することが望まれます．

(6) 感染症検査と検体保管

輸血後の感染症のリスクがあるため，輸血前の感染症検査と輸血後3カ月を目安にB型肝炎ウイルス（HBV），C型肝炎ウイルス（HCV），ヒト免疫不全ウイルス（HIV）の検査を行うことを説明します．また，輸血による感染か否かを確認するうえで必要になるため輸血前の検体を保管することも説明します．

(7) 投与記録の保管と遡及調査時の使用

特定生物由来製品である血液製剤については，輸血の使用対象者の氏名，その他の必要事項について記録を作成して20年間保存するように定められていることを説明します．また，輸血後感染症の遡及調査（☞ **もっと教えて！**②）のために輸血の投与記録が使用される場合があることを説明します．

(8) その他，輸血療法の注意点

(1)～(7)の項目以外に患者さんから輸血について質問などがあれば，回答・説明します．

輸血の必要性，治療計画の一環としての輸血の実施予定，輸血のリスク，輸血後感染症・輸血前検体保管など，患者さんに説明する内容は，輸血ケアを行うにあたって知っておくべき事項でもあります．看護師の皆さんも(1)～(7)の内容を理解しておきましょう．

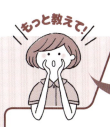

② 遡及調査って何ですか？

　遡及調査とは，B型肝炎ウイルス（HBV），C型肝炎ウイルス（HCV），ヒト免疫不全ウイルス（HIV）を対象として，供血者から判明した輸血後感染症の事例や輸血後の患者さん（受血者）に感染症が疑われる事例について調査するものです。「血液製剤等に係る遡及調査ガイドライン」（厚生労働省）[3]では「遡及調査とは，病原体の存在が疑われた供（献）血者の過去の供（献）血血液又は輸血等により感染が疑われた血液製剤等に関する情報及びこれらの供（献）血血液から製造された血液製剤の情報，当該製剤が投与された患者の感染に係る情報等を収集し，それを科学的に分析・評価することである」と定義されています。

　たとえば，1回目の献血時の検査ではHBV，HCV陰性であった供血者が，2回目の献血時の検査でHBV陽性であったとします．この場合，1回目の献血時はHBVのウイルス量が少ないため検出されなかった（ウインドウピリオド）可能性があります．そうすると1回目の献血で製造された血液製剤によってHBV感染を生じるおそれがあるので，遡って1回目の献血時の血液製剤がどこの病院に供給されたのかを確認して，その血液製剤が使用されたのかどうかを調査しなければいけません．

　このように，感染症陽性が判明した供血者の過去の献血を調べて，輸血後感染症の発生をくい止めるために行う調査が遡及調査です．

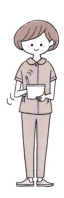

患者さんへの説明事項は
私達もちゃんと理解しておかなくちゃ！

3 ABO血液型検査では何を調べているの？

血液型ってどうやって調べているの？
オモテ検査とかウラ検査とか，聞いたことはあるけれど，なんだか難しそう……

ABO血液型を決定づける赤血球上の抗原を調べる検査（オモテ検査）と血漿中の抗体を調べる検査（ウラ検査）を行っています．両方の検査結果が一致すれば血液型を判定できます．

ABO血液型の発見

　1900年，オーストリアの科学者のランドシュタイナー（Landsteiner）によるABO血液型の発見が，近代医学としての輸血の幕開けになりました．ランドシュタイナーは自分と研究室スタッフから採取した血液を赤血球成分と血漿成分に分離して，さまざまな組み合わせで他人の赤血球と血漿を混ぜ合わせて反応させると，赤血球が凝集する組み合わせと凝集しない組み合わせがあることに気づきました．つまり，人の赤血球上には種類の異なる血液型物質が存在し，人の血漿中には自分の赤血球の血液型物質とは反応しないけれど，他の種類の血液型物質とは反応する成分が存在することがわかったのです．これらの組み合わせからABO血液型が発見されました．ABO血液型の発見の意義はきわめて大きく，それまで輸血がうまくいかないことが多かったのは，ABO血液型の不一致が原因であったことが明らかになりました．この功績によりランドシュタイナーは後年，ノーベル医学生理学賞を受賞しました．

オモテ検査とウラ検査

　ABO血液型物質は糖鎖（蛋白質と糖が結合した物質）からできていて，ABO血液型を決定づけることから「抗原（A抗原，B抗原）」とよばれます．また，抗原である血液型物質と反応する血漿中の成分は「抗体（抗A抗体，抗B抗体）」とよばれます．
　「ランドシュタイナーの法則」とよばれるABO血液型の原則を知っておきましょう．これは「ヒトは自分自身の赤血球上の抗原に反応しない抗体を有する」という原則です．すなわち，

表 ABO血液型の分類（文献4より引用）

ABO型	オモテ検査		赤血球の抗原	ウラ検査		血漿（血清）中の抗体	日本人の頻度（%）
	抗A	抗B		A赤血球	B赤血球		
A	+	0	A	0	+	抗B	39.1
O	0	0	なし	+	+	抗A, 抗B, 抗A,B	29.4
B	0	+	B	+	0	抗A	21.5
AB	+	+	A, B	0	0	なし	10.0

ABO血液型は赤血球上のA抗原，B抗原と，血漿中の抗A抗体，抗B抗体の有無によって決まります（**表**）[4].

この原則に基づいて赤血球上のA，B抗原を調べる検査をオモテ検査，血漿中の抗A，抗B抗体を調べる検査をウラ検査といいます．血液型検査では，オモテ検査とウラ検査を行い，両者の検査結果が一致することで血液型を判定します．

- **オモテ検査**

検査用の抗A抗体と抗B抗体試薬と被検者の赤血球を反応させて，赤血球の凝集の有無によってA，B抗原の存在を調べます．

- **ウラ検査**

検査用のA型赤血球とB型赤血球と被検者の血漿を反応させ，検査用赤血球の凝集の有無によって血漿中の抗A，抗B抗体の存在を調べます．

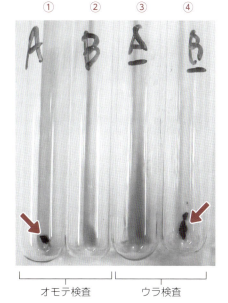

図 ABO血液型検査の実際（試験管法）

ABO血液型検査の実際

ABO血液型検査の一例を**図**に示します．

図の①②はオモテ検査，③④はウラ検査の結果を示し，それぞれ以下を混ぜ合わせています．

①被検者の赤血球＋抗A抗体試薬

②被検者の赤血球＋抗B抗体試薬

③被検者の血漿＋検査用A型赤血球

④被検者の血漿＋検査用B型赤血球

まずオモテ検査の結果をみてみましょう．被検者の赤血球と抗A抗体試薬を混ぜ合わせた試験管①で赤血球が凝集しているので（矢印），赤血球上にA抗原が存在することがわかります．被

検者の赤血球と抗B抗体試薬を混ぜ合わせている試験管②では赤血球の凝集がみられないので，赤血球上にB抗原は存在しないことがわかります．したがってオモテ検査の結果は「A型」です．

次にウラ検査です．被検者の血漿と検査用A型赤血球を混ぜ合わせている試験管③では赤血球の凝集がみられないので，血漿中に抗A抗体は存在しないことがわかります．被検者の血漿と検査用B型赤血球を混ぜ合わせている試験管④では赤血球が凝集しているので（矢印），血漿中に抗B抗体が存在することがわかります．したがってウラ検査の結果は「A型」です．

以上より，オモテ検査もウラ検査も「A型」で両者の結果が一致したので，被検者の血液型はA型と判定されます．

オモテ検査とウラ検査の結果が一致しない場合

オモテ検査とウラ検査が一致した時に血液型を判定できるので，逆に言えば「オモテ検査とウラ検査の結果が一致しないと血液型を判定できない」ということになります．たとえば，オモテ検査の結果がA型なのにウラ検査の結果がO型だったら，輸血が必要になった時に何型の血液製剤を準備すればよいか判断できず，困ったことになります．そのため，輸血部門ではオモテ検査とウラ検査の結果が不一致になった原因を調べなくてはいけません．つまり，血液型が判定不能とは，「オモテ検査とウラ検査が不一致になった原因を調べないと輸血の準備ができません．輸血を準備するまでにしばらく時間を要します」ということです．

オモテ検査とウラ検査が不一致となる原因としては，「赤血球側の原因によってオモテ検査で異常反応を生じる場合」と，「血漿側の原因によってウラ検査で異常反応を生じる場合」があります．オモテ検査とウラ検査が不一致になる原因例をいくつかあげてみます．

- 血液型が亜型
  ……赤血球のA抗原やB抗原の発現量が少なく，オモテ検査の反応が弱くなるため
- 新生児
  ……生後数カ月間は抗体を産生できないため
- 白血病などの血液疾患
  ……赤血球のA抗原やB抗原の発現が低下し，オモテ検査の反応が弱くなるため
- 多発性骨髄腫
  ……異常ガンマグロブリン（M蛋白）によって血液の粘度が高くなり赤血球が連銭形成を呈し，見かけ上の凝集反応を生じることがあるため
- 他院でABO異型輸血が行われていた場合
  ……同一人の血液中に異なる血液型の赤血球が混在し，オモテ検査の判定ができないことがあるため

- 造血幹細胞移植でドナーと患者さんのABO血液型が異なる場合
  ……ドナーの造血幹細胞の生着後にオモテ・ウラ検査の結果が不一致になるため

ケアにいかそう！

血液型を正しく判定することは安全な輸血実施のための第一歩です．血液型が判定不能であれば，輸血検査技師はその原因を調べなくてはなりません．そのような時に，「この患者さんは多発性骨髄腫と診断されています」など原因を調べるにあたり重要な情報が医師や看護師から輸血検査技師へ伝えられれば，輸血準備にとても役立ちます．診療情報を医療者間で共有することの意義を理解し，看護師が患者さんの情報を適切に輸血部門へ伝えることは輸血ケアの面でも大切です．

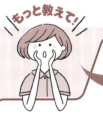

もっと教えて！

③ ABO以外にも血液型があるってほんと？

　ABO血液型以外にも多くの血液型が発見されています．ABO血液型に次いで重要な血液型はRh血液型です．Rh血液型は単一の抗原ではなく，多くの抗原で構成されている血液型ですが，特にD，C，E，c，eの5つの抗原が臨床的に重要とされています．なかでもD抗原がもっとも免疫原性が強いので，通常，Rh陽性という時はD抗原が陽性であることを指します．そのため，血液型の表記を見ると，「Rh陽性」ではなく，「RhD陽性」と表記されています．

　日本人でRh陰性の人の割合は約200人に1人であり，欧米に比べると割合は少ないのですが，Rh陰性の母親がRh陽性の赤ちゃんを妊娠する「Rh式血液型不適合妊娠」など，Rh血液型が重要な臨床的意義をもつ場合があります．

　そのほかにも，MNS血液型，Lewis血液型，Duffy血液型，Kell血液型，Kidd血液型，Diego血液型，I血液型などの多くの血液型が知られています．

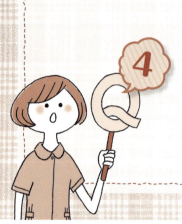

4 不規則抗体って何ですか？

「不規則抗体スクリーニング用の検体を提出してください」と輸血部門から連絡がありました．
不規則抗体って何ですか？

ABO血液型における抗A，抗B抗体はランドシュタイナーの法則，つまりABO血液型の原則（☞Question 3）に基づいて規則的に存在しているので「規則抗体」といわれ，ABO血液型以外の血液型に対する抗体は「不規則抗体」といわれます．不規則抗体は，交差適合試験の不適合の原因（☞Question 6）や溶血性副作用の原因になるので注意が必要です．

不規則抗体は「臨床的に意義があるか」が重要

　血液型はABOだけではなく，ほかにも多くの血液型があります（☞もっと教えて！③）．患者さんが赤血球輸血を受けた時に，赤血球製剤のABO血液型が患者さんと同型であっても，ABO以外の血液型が不一致（血液製剤の赤血球上に患者さんが有していない，ABO以外の血液型抗原が発現している）であれば，ABO以外の血液型に対する抗体が産生されることがあります．この抗体が不規則抗体です．

　輸血だけでなく，妊娠においても母親の血液と胎児の血液が混じり合った時に，母親の赤血球にはない血液型抗原が胎児の赤血球に発現していれば，それに対する不規則抗体が母親の血液中に産生されることがあります．

　これらのように患者さんが保有していない血液型抗原からの免疫刺激によって産生される不規則抗体は「免疫抗体」といわれます．一方，輸血歴や妊娠歴がないにもかかわらず，ABO以外の血液型物質に対する不規則抗体が産生される場合があることが知られており，これは「自然抗体」といわれます[5]．

　不規則抗体はいくつか種類があり，抗体によって赤血球抗原への反応の強さや反応する温度が異なる（温式抗体・冷式抗体といわれます）ので，患者さんに輸血された赤血球を体内で破壊して副作用を引き起こす原因となるような「臨床的に意義のある不規則抗体」が重要になります．

不規則抗体スクリーニングの目的

　不規則抗体スクリーニングとは，患者さんの血液中に臨床的に意義のある不規則抗体が存在していないかどうかを判定するための検査で，あらかじめABO以外の血液型抗原が発現していることがわかっている赤血球を組み合わせたスクリーニング血球と患者さんの血漿を反応させて赤血球凝集の有無を確認します（図1）．

　不規則抗体スクリーニングが陽性であれば，不規則抗体により輸血時に赤血球が破壊されてしまう可能性があるため，追加検査を実施して可能性の高い不規則抗体を推定し，さらには安全な輸血実施のために不規則抗体を同定する必要があります．

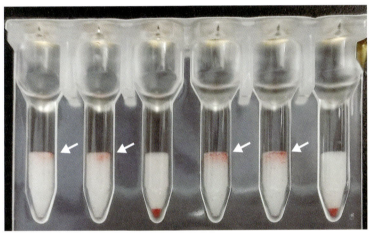

図1　不規則抗体スクリーニング陽性例
不規則抗体が陽性の場合，不規則抗体と結合して凝集した赤血球が検査用カセットのビーズカラムの中に浮遊した状態になる（矢印）．

「不規則抗体」はあまり聞きなれない言葉かもしれませんが，不規則抗体スクリーニングは赤血球を破壊するおそれのある不規則抗体を見つけ出して輸血が安全に行われるようにするための必要な検査であることを知っておきましょう．

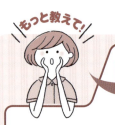

④ 不規則抗体の同定に時間がかかることがあるのはどうして？

　不規則抗体スクリーニングが陽性であった場合，輸血部門ではさまざまな追加検査を行い，可能性の高い不規則抗体を絞り込んでいき，最終的には不規則抗体を同定して（図2），その不規則抗体と反応する血液型抗原をもたない（つまり，輸血時に溶血性副作用を起こさない）赤血球製剤を血液センターから取り寄せます．

　しかし，不規則抗体を同定するための検査試薬がすべての病院に備えられているわけではありません．不規則抗体をある程度絞り込めても，同定ができない場合には外部の検査機関へ不規則抗体同定の検査を依頼しなくてはいけません．検査には2，3日を要しますので，結果が判明するまでの間の輸血にどう対応するべきかが問題となります．

　なお，不規則抗体のなかには「臨床的意義が低い」と判断されるものもあり，この場合は溶血性副作用を起こす可能性が低いので，血液センターから新たに赤血球製剤を取り寄せる必要はないとされています．

図2　不規則抗体同定検査シート
不規則抗体検査用の赤血球の凝集パターンを見ながら不規則抗体の同定作業を進める．

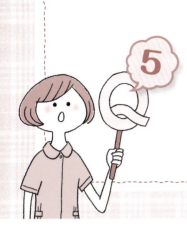

5 交差適合試験（クロスマッチ）ってどんな検査？

輸血部門に輸血を依頼したところ，「交差適合試験（クロスマッチ）の検体が必要」と言われました．「交差適合試験（クロスマッチ）」って何を調べているのでしょうか．

交差適合試験（クロスマッチ）とは，患者さんの血液と赤血球製剤の適合性を調べる検査です．「適合」と判定されたら輸血が払い出されます．血小板製剤と新鮮凍結血漿については交差適合試験を省略してよいとされています．

交差適合試験（クロスマッチ）とは

　交差適合試験（クロスマッチ）とは，患者さんの血液と赤血球製剤の適合性，すなわち，輸血された赤血球を壊してしまう成分が患者さんの血液中に存在していないかどうかを調べるための検査です．検査では，ABO血液型の適合性とABO以外の血液型の適合性を確認します．検査結果で血球凝集がみられなければ「適合」，血球凝集がみられれば「不適合」となり，「適合」と判定されたら輸血が払い出されます．

交差適合試験の方法

　交差適合試験では，以下の2つの検査を行います．所要時間は約20分です．
- 主試験：「患者さんの血漿（血清）」と「赤血球製剤中の赤血球」の適合性を調べる
- 副試験：「患者さんの赤血球」と「赤血球製剤中の血漿」の適合性を調べる

　赤血球製剤は血漿成分がほとんど取り除かれており，血液センターの検査で不規則抗体が陰性であることが確認されているので，「輸血療法の実施に関する指針」[2]では，「供血者（赤血球製剤）の血液型検査を行い，間接抗グロブリン試験*を含む不規則抗体スクリーニング検査（☞Question 4）が陰性であり，かつ患者の血液型検査が適正に行われていれば，ABO同型血使用

---

*間接抗グロブリン試験：通常の検査法ではみつからない不規則抗体の検出が可能な方法で，クームス（Coombs）法ともよばれる．赤血球に結合している抗体を検出するのが直接抗グロブリン法で，赤血球に結合せず血漿中に浮遊している抗体を検出するのが間接抗グロブリン法．

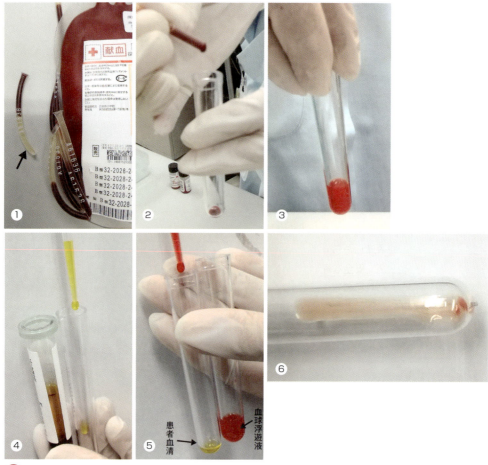

図 生理食塩液法の主試験の方法
① 赤血球製剤の製剤バッグのセグメントチューブ（パイロットチューブ）を使用する（矢印）．
② セグメントチューブ内の赤血球液を採取する．
③ ②で採取した赤血球液を生理食塩液に浮遊させ，血球浮遊液をつくる．
④ 患者さんの血清を採取する．
⑤ ③の赤血球製剤の血球浮遊液と患者さんの血清を混和する．
⑥ 本例では赤血球の凝集がみられないため，交差適合試験の判定は「適合」となる．

時の副試験は省略してもよい」とされています．赤血球製剤の検査は血液センターで実施済みであるため，「患者さんの血液型が確定されていれば副試験を省略してよい」ということになります．

交差適合試験では「生理食塩液法」，「間接抗グロブリン試験」などの諸検査が行われて適合性が判定されます．一例として，生理食塩液法の主試験の方法を図に示します．

交差適合試験を省略してよい場合

　血小板製剤や新鮮凍結血漿は赤血球をほとんど含まず，供血者（献血者）の血液型検査や不規則抗体スクリーニング（ Question 4）は血液センターで検査済みですので，患者さんと同じ血液型の製剤を使用する場合は原則として交差適合試験を省略しても問題ないとされています．「輸血療法の実施に関する指針」[2)]にも「赤血球をほとんど含まない血小板濃厚液及び新鮮凍結血漿の輸血にあたっては，交差適合試験は省略してよい．ただし，原則としてABO同型血を使用する」と記載されています．

ケアにいかそう！

　輸血を依頼したらすぐに輸血部門から払い出してもらうことができると思っていませんか？　安全な輸血を実施するため，交差適合試験ではいろいろな手順を経て検査が行われるので，「適合」と判定されるまでに少なくとも20分程度の検査時間が必要であることを理解しておきましょう．

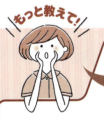

もっと教えて！

⑤ 実は献血のこと，よく知りません

　献血には全血献血（200 mL献血/400 mL献血）と成分献血（血漿成分献血/血小板成分献血）があります．全血献血では血液のすべての成分の採血が行われ，採血後に血液センターで分離されて各成分の製剤が製造されます．一方成分献血は，成分採血装置を使って血漿や血小板成分が採取され，採取後の血液が献血者へ返血されます．

　献血者の安全と健康を守るために採血基準が定められています．全血献血の場合，200 mL献血は16歳から，400 mL献血は男性が17歳から，女性が18歳から，成分献血は18歳から可能となっています．また，体重についても基準があり，全血400 mL献血は男女とも50kg以上，200 mL献血と成分献血は男性45kg以上，女性40kg以上で可能となっています．

　献血は各地の献血ルームや学校，企業，主要ターミナル駅などを巡回している献血バスで受けることができます．

6 「交差適合試験が不適合」ってどういう意味ですか？

輸血部門から「交差適合試験が不適合でした」との連絡がありました．これはどういう意味？ 輸血はできないということ？

「交差適合試験が不適合」とは，患者さんの血漿（血清）と輸血用赤血球を混和させると凝集反応が認められた，すなわち，患者さんの血漿（血清）中に輸血用赤血球と結合して赤血球を破壊する作用をもつ成分が存在することを意味します．したがって，患者さんにこの赤血球製剤を輸血できないことになります．

交差適合試験不適合の場合は追加検査が必要

　交差適合試験の「適合」と「不適合」の検査結果の違いをで見てみましょう．右側の試験管では明らかに赤血球が凝集しています．

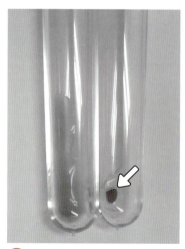

図　交差適合試験の検査結果例
左：交差適合試験適合．
右：交差適合試験不適合．
右側の試験管では血球の凝集が明らかである（矢印）．

交差適合試験で不適合と判定された赤血球製剤を輸血すると，輸血を受けた患者さんの血液中の成分によって輸血用赤血球が破壊される（溶血性副作用を生じる）おそれがあるので，輸血を実施できません．そのため，交差適合試験が不適合となった時は輸血部門で追加検査を実施し，原因を調べなければいけません．その原因は大きく2つに分けられます．

1. 不規則抗体（☞ Question 4）が原因である場合
2. 自己抗体などの免疫異常による非特異的な反応が原因である場合

　1の場合は原因である不規則抗体を特定し，その不規則抗体と反応しない赤血球製剤を血液センターから取り寄せることが必要になるので，輸血を実施できるまでにはある程度の時間を要します．

　2の場合は，非特異的な反応であるため，病院内の在庫の赤血球製剤のすべてにおいて交差適合試験が不適合になってしまうので，輸血部門では対応に困ることが多いです．

　では，2のような場合，つまり「赤血球輸血が必要な病状であるけれど，交差適合試験が不適合であるため赤血球製剤を準備することができない．さまざまな追加検査を行った結果，どうやら自己抗体による非特異的な反応が原因らしい」と判断された場合，どうしたらよいのでしょうか．

　非特異的な反応であれば，輸血によって赤血球が破壊されることはないと推測されるのですが，それでも「可能なかぎり安全な輸血を準備したい」と輸血検査技師は考えますので，すべての交差適合試験の凝集反応の程度を目視で確認し，そのなかで患者さんの血液との凝集反応がもっとも弱いと思われる赤血球製剤を選択して払い出すことになります．輸血の払い出し時に輸血検査技師から，「交差適合試験が不適合と判定されましたが，おそらく自己抗体が原因と思われます．そこで，患者さんの血液との反応がもっとも弱い製剤を払い出します．輸血には問題ないと考えられますが，念のため溶血性副作用が起こらないかどうか，注意してください」といった説明を受けたら，上記のような経緯で準備された製剤であると理解しましょう．

> **ケアにいかそう！**
>
> 　輸血の準備を待っているところに，輸血部門から「交差適合試験が不適合です」と連絡があると，「えっ！　どういうこと？」と戸惑ってしまうかもしれません．しかし，交差適合試験が不適合になる原因は大きく分けて2つあることを理解しておくと，輸血ケアのために，その後どのように対応すればよいのかを考えることができそうです．不規則抗体が原因であれば，新たに血液センターから赤血球製剤を取り寄せてから再度検査が行われますので，そのために要する時間を輸血部門に確認して主治医に報告しましょう．また，非特異的な反応で交差適合試験が不適合になっている可能性がありそうなら，患者さんの病状について看護師から輸血部門に伝えてあげると，輸血検査の判断に頭を悩ませている輸血検査技師にとって有意義な情報になるかもしれません．

Scene 1　輸血実施前の準備と検査

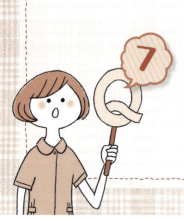

7 血液型検査と交差適合試験の検体はなぜ一緒に採血してはいけないの？

血液型検査と交差適合試験の検体を一緒に採血して輸血部門へ提出したら，「同時採血はダメ！」と言われました……．

血液型検査は，異なる時点で採血された2つの検体を用いて二重チェックを行う必要があります．これは検体の取り違いによる血液型の誤判定を防ぐためです．したがって血液型検査と交差適合試験の検体を同時に提出してはいけません．血液型検査の検体とは別の機会に採血された交差適合試験の検体を使って血液型を再確認します．

血液型検査と交差適合試験の検体を同時に採血しない理由

「輸血療法の実施に関する指針」[2]には，交差適合試験の検体の扱いについて，「交差適合試験の際の患者検体は血液型の検査時の検体とは別に，新しく採血した検体を用いて，同時に血液型検査も実施する」と記載されています．

交差適合試験（☞ Question 5）は，患者さんの血液と輸血用血液が適合していることを確認するために行う検査です．しかし，交差適合試験用の検体は，患者さんの血液型を再確認するための検体でもあるのです．

「輸血療法の実施に関する指針」[2]には，不適合輸血を防ぐための留意点として，血液型検査用検体の採血時の取り違いに注意することがあげられています．すなわち，「血液型検査用検体の採血時の取り違いが血液型の誤判定につながることがあることから，血液型の判定は異なる時期の新しい検体で2回実施し，同一の結果が得られたときに確定すべきである」と記載されています．

つまり，まず血液型検査の検体で患者さんの血液型検査を行います．そして，次に輸血の依頼時に，新たに採血された交差適合試験の検体を使って再度血液型検査を行い，その結果が最初の血液型検査の検体の結果と一致すれば，患者さんの血液型は異なる時期に採血された検体で2回チェックされたことになり，血液型が確定します．

たとえば，患者さんはA型なのに，血液型検査用の検体が別の患者さんのものだったためにB

表 患者や検体の取り違いが起きやすい場面（文献2をもとに筆者作成）

- **採血患者の間違い**
- ・患者が同姓であったために間違えてしまった
- ・ベッドが隣り合っている患者であったために間違えてしまった
- ・同時に複数の患者から採血していたために間違えてしまった

- **他の患者名の採血管に間違って採血してしまったことによる検体取り違い**
- ・手書きのラベルであったため，患者名を書き間違えてしまった
- ・患者氏名のラベルを採血管に貼る時に，貼り間違えてしまった
- ・複数の患者の採血管を持ち歩いて採血していたので，採血管を取り違ってしまった
- ・複数の患者の採血管を試験管立てに並べて採血し，採血管を取り違ってしまった

型と誤判定されたとします．もし，血液型検査と交差適合試験の検体が同時に採血されていた場合，交差適合試験も別の患者さんの検体であるため，検体の取り違いに気づかず，A型の患者さんにB型の輸血が実施され，不適合輸血が起こってしまいます．交差適合試験の検体が血液型検査とは別の機会に採血されたものであれば，このようなミスを防ぐことができるのです．

検体の取り違いが起きやすい場面は？

　血液型検査と交差適合試験の検体を同時に採血しない理由は，検体の取り違いによる不適合輸血を防ぐためであることを説明しました．では，どのような時に検体の取り違いが起こりやすいのでしょうか．救急外来での患者間違いや検体の取り違いによって不適合輸血が発生した事例がこれまでにも報告されています．「輸血療法の実施に関する指針」[2]にあげられている検体の取り違いの例（表）を参考に，皆さんも十分に注意しましょう．

ケアにいかそう！

血液型検査と交差適合試験の検体を別の機会に採血することは，検体の取り違いによる血液型の誤判定を防ぐための重要な手順です．別採血とする理由を知らず，同時採取の検体を血液型検査の採血管と交差適合試験用の採血管に分注し，血液型検査の検体を提出した後，時間をあけて交差適合試験の検体を提出している方がいたら，それはミスの防止につながらない無意味な手順になるので，注意してあげましょう．

8 輸血検査に最低限必要な採血量は？

患者さんの採血が難しく，少量しか採血ができません．採血量がどれくらいあれば輸血検査ができますか？

A 自動輸血検査装置で検査を行う場合に最低限必要とされる検体量の目安は以下のとおりです．

血液型検査：1 mL　　交差適合試験：2 mL　　新生児の輸血検査：200 μL

　血液型検査ではオモテ試験とウラ試験が実施される（☞ Question 3）ため，検体を血球成分と血漿（血清）成分に分離する必要があります．したがって，採血時には輸血検査に必要な量の血漿（血清）を確保する必要があります．また，交差適合試験用の検体は，準備する輸血単位数が多くなれば，それに応じて検査に用いる血漿（血清）の必要量も多くなります．

　自動輸血検査装置で検査を行う場合に最低限必要とされる検体量の目安（参考値）は

- 血液型検査：1 mL
- 交差適合試験：2 mL
- 新生児の輸血検査：200 μL

とされていますが，輸血検査の実施方法によって必要な検体量が異なる可能性があります．自施設の輸血部門に，あらかじめ検査に必要な検体量を確認しておくとよいでしょう．

ケアにいかそう！

採血量が検査に必要な規定量に満たない場合，「検査が実施可能かどうか」に加えて，「正確な検査結果が得られるか」という点にも注意が必要です．患者さんの血管が細いなど，さまざまな理由で必要量の採血が困難な場合がありますが，検体を提出する前に必ず，規定量に満たない採血量でも問題がないかを輸血検査技師さんに確認しましょう．

Q9 昨日採血した交差適合試験用検体は今日も使えますか？

昨日輸血した患者さんに今日も輸血をすることになりました．昨日，交差適合試験用の検体を提出しているのですが，その検体は今日も使えますか？

「赤血球型検査（赤血球系検査）ガイドライン」[6] では，前日採血された交差適合試験の検体を輸血の交差適合試験の検体として使うことは可能とされています．輸血検査用検体の保管期間については，自施設の取り決めに従いましょう．

　輸血後には不規則抗体が産生される可能性があるため，不規則抗体による溶血性副作用を予防する観点から考えると，頻回に輸血を受けている患者さんの場合は，輸血を行う当日に採血された検体で交差適合試験を実施することが理想的ではありますが，連日のように赤血球輸血を受ける患者さんからそのたびに採血することは患者さんに負担がかかり，現実的な対応ではないようにも思われます．「赤血球型検査（赤血球系検査）ガイドライン」[6] には，「連日にわたって輸血を受けている患者では，少なくとも3日ごとに検査用検体を採血する」と，一つの目安が示されています．この考え方に基づけば，前日採血された交差適合試験の検体を輸血前検査の検体として使うことは可能となります．また，輸血前検査の検体保管期間について，ガイドライン[6] では「4℃で保管した場合，採血から1週間を限度とする」とされています．この期間設定に関しては，「3カ月以内に輸血歴や妊娠歴のない場合に限る」とただし書きがありますが，診療報酬で頻回に輸血を行う場合の不規則抗体検査は1週間に1回を限度として算定されることになっているため，実際は，輸血を受けるすべての患者さんに対して，「交差適合試験の検体の有効期間は採血日を含めて7日間」としている医療機関が多いのではないかと思われます．

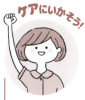

輸血後に産生される免疫抗体だけでなく，輸血や妊娠の感作がなくても産生される自然抗体（☞ Question 4）も含めて，不規則抗体は交差適合試験が不適合になる原因です．輸血検査用検体の有効期限に関する院内の取り決めをきちんと把握し，取り決めに従って対応しましょう．

10 どんな検体だと「採りなおし」になるの？

輸血部門から「検体を採りなおしてください」と連絡がありました．何が問題だったのでしょうか？

採血後，抗凝固剤との混和が不十分で検体の一部が凝固しフィブリンが析出している場合や，検体がすべて凝固し血球と血清に分離できない場合などは，輸血検査ができません．また，著しく溶血した検体の場合には，交差適合試験の適合性を正しく判定できないおそれがあり，採りなおしになることがあります．

　輸血検査に限ったことではありませんが，採血を適切に行い，検体を正しく処理してから輸血部門へ提出することはきわめて重要です．検体に問題があると正しい結果が得られず，患者さんの病状を正確に把握できなくなるおそれがあります．検体が採りなおしとなる代表的な例をあげます．

- 抗凝固剤との混和が不十分（図1）

　輸血検査用の採血管には抗凝固剤が入っているため，採血後は速やかに採血管を転倒させ，血液と抗凝固剤を混和させてください．検体が泡立つほど力強く混和する必要はなく，軽く転倒混和すれば十分です．過剰に混和すると検体が溶血するおそれもあります．

　採血後の抗凝固剤の混和が不十分で，検体が血餅のような状態になってしまっていたら，血球と血清に分離することができないので，輸血検査の検体としては使えません．検体を採りなおす必要があります．

- 検体の一部が凝固してフィブリンが析出している（図2）

　検体の一部が凝固してフィブリンが析出している場合，血清成分を分離することはできますが，血清中にフィブリンが混入している可能性があります．血清中のフィブリンが赤血球と非特異的に結合して見かけ上の凝集反応を呈すると，血液型の誤判定や交差適合試験不適合の判定がなされてしまうおそれがあるので，輸血検査の検体として使うことができません．

- 検体が溶血している

　採血の難しい患者さんで強い陰圧をかけて採血をした場合や，採血した検体をうっかり提出し忘れて室温で長時間放置してしまった場合などに溶血が起こることがあります．溶血した検体か

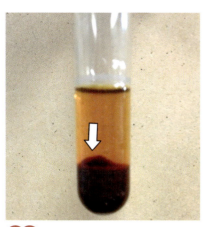

図1 抗凝固剤との混和が不十分な例
抗凝固剤との混和が不十分なために凝血塊が形成され，赤血球層が膨隆している．

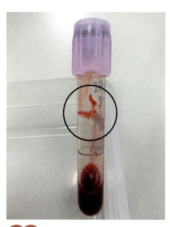

図2 フィブリン析出例
フィブリンが析出して検体の一部が凝固し，採血管の内壁に付着している．

ら分離した血清は赤みがかった色調で，破砕した赤血球が浮遊していることもあります．このような血清で血液型検査や交差適合試験を実施すると，部分的な凝集反応が生じているのか，破砕した赤血球が浮遊しているだけなのかの判別が難しいことがあり，輸血検査の結果を正確に判定できないおそれがあるので，採りなおしが必要です．

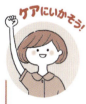

ケアにいかそう！

適切に採血・処理された検体でなければ輸血検査を実施できないことがおわかりいただけたと思います．検体が正しく採取されなければ，正しい検査結果は得られません．看護師の皆さんが日頃行っている輸血検査のための「採血」は，安全な輸血においてもっとも重要な要素の一つです．

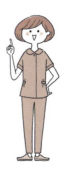

安心・安全な輸血の実施には適切な方法での採血・検体処理が欠かせないのね！

Scene 1 輸血実施前の準備と検査

事例に学ぶ①

骨髄移植によって血液型が変わったことに気づかず，元の血液型の輸血用血液製剤を輸血してしまった

■ 事例概要

　輸血のオーダーがあり，遅出の看護師が輸血部門に血小板製剤（PC）を取りに行った．輸血管理画面で血液製剤の相違がないかを確認し，病棟に戻って当直の医師とともに同様の確認をした．

　患者の血液型はO型であったが骨髄移植を受けており，移植後のPC輸血はA型の製剤を使用する必要があった．しかしO型のPCで出庫や医師確認を行い，警告表示が出なかったため疑問をもたなかった（移植後の血液型は電子カルテの患者カルテのプロファイルにのみ記載されていた）．

　担当者はO型のPCを受け取り，カルテ画面の氏名横に表示されている血液型で確認し輸血を開始し，後日異型輸血が実施されたこと（筆者註：A型PCを輸血すべきところ，O型PCを輸血したこと）が発覚した．

☑ この事例から学ぶこと

　骨髄移植を行う医療機関において，患者さんと骨髄提供者（ドナー）のABO血液型が異なるABO不適合骨髄移植（造血幹細胞移植）後の輸血は気を遣うところです．移植されたドナーの骨髄細胞が生着して患者さん由来の血球とドナー由来の血球が共存する時期から，患者さんの血液型がドナーの血液型に置き換わるまでの経過中，時期によって選択される血液製剤の血液型が変わります．したがって，「患者さんのもともとの血液型」，「ドナーの血液型」「現時点で選択すべき血液型」に注意する必要があります．

　ABO不適合骨髄移植後のように血液型が判定不能な場合，電子カルテで表示することは難しく，システムのカスタマイズにより「A？」などと表記している施設もあるかもしれませんが，もっとも重要なことは「選択すべき血液型」を確認できることであり，輸血部門のスタッフや病棟看護師は「選択すべき血液型」の情報を共有していなくてはいけません．

　さらに，本事例のように主治医以外の当直医が輸血をオーダーする場合があることを考慮すると，当該患者さんの電子カルテを開いた時に，「骨髄移植後の患者です．血液型はO型ですが，血小板輸血はA型の製剤でオーダーしてください」など，注意を喚起するメッセージが表示されるような工夫があるとよいかもしれません．

Scene 2

輸血用血液製剤の取り扱い

11 輸血用血液製剤はどのように使い分けられているの？

患者さんごとにオーダーされる血液製剤の種類が違います．どのように使い分けているのでしょうか．

患者さんの病状に応じて，不足している血液成分を補充するための血液製剤を使用します．それぞれ以下のように使い分けられています．

- 赤血球製剤→赤血球の補充により組織や臓器へ十分な酸素を供給するため
- 血小板製剤→血小板成分の補充により止血を図る，または出血を防止するため
- 新鮮凍結血漿→凝固因子の補充により止血の促進を図るため

輸血の目的は血液成分の補充により病状の改善を図ること

　輸血医療の原則として理解しておかなくてはいけないことは，輸血はあくまでも「補充療法」であり，根治療法ではないということです．すなわち，欠乏している血液成分を補充することによって患者さんの病状の改善を図ることが輸血の目的です．

　欠乏している血液成分は患者さんごとに異なります．そのため，欠乏している血液成分によって，補充すべき血液製剤も異なります．

各種血液製剤の適応

- **赤血球製剤**

1）慢性貧血（血液疾患など）に対する適応

　造血不全に伴う貧血ではヘモグロビン（Hb）値6～7 g/dL，化学療法による貧血ではHb値7～8 g/dLが輸血の適応の目安ですが，患者さんの臨床症状や日常生活の活動状況を考慮して判断します．

2）急性出血に対する適応

　急性出血には外傷性出血，消化管出血，腹腔内出血，産科的出血などがあります．急性上部消化管出血の輸血の適応の目安はHb値7 g/dLとされますが，急速出血でHb値6～10 g/dLの時

は，貧血の進行の程度や患者さんの状態・合併症などによって輸血の必要性が判断されます．

3）周術期における適応

　かつての10/30ルール〔術前のHb値10 g/dL以上，ヘマトクリット（Ht）値30％以上にすること〕はエビデンスがないとされて，術前の貧血は必ずしも輸血の適応にはなりません．

　手術中の出血に対する輸血はHb値7～8 g/dLが目安とされますが，患者さんの心肺機能や大量出血などの状況によって輸血の開始時期を判断する必要があります．

● 血小板製剤

　血小板輸血の適応は，血小板数とともに，基礎疾患や出血症状の有無，感染症合併の有無などから判断します．血小板数が5万/μL以上あれば，通常血小板輸血は不要と考えられます．

1）外科手術における適応
術前の血小板数が5万/μL未満の時は，血小板数5万/μL以上を維持するよう術前に血小板輸血が実施されることが多いです．

2）血液疾患に対する適応
病態によって血小板輸血の適応が異なります．急性白血病などの造血器腫瘍における抗がん剤治療後の血小板減少に対しては，重篤な出血を予防するために血小板数1～2万/μLを目安に血小板輸血を行います．一方，再生不良性貧血や骨髄異形成症候群，特発性血小板減少性紫斑病などの慢性的に経過する血小板減少に対しては，血小板数が1万/μL以下であっても出血症状がなければ血小板輸血は行いません．重篤な感染症や敗血症に合併した播種性血管内凝固症候群（Disseminated Intravascular Coagulation，DIC）では，血小板が消費されて急速に減少している場合には血小板輸血が必要になることがあります．

● 新鮮凍結血漿

　凝固因子が欠乏している病態が適応になります．そのため止血機能検査を行い，「血液製剤の使用指針」[1]の適応基準を満たしているかを確認する必要があります．

　また，従来，新鮮凍結血漿は循環血漿量の補充に用いられてきましたが，このような目的のためには，新鮮凍結血漿ではなく，より安全な細胞外液補充液や人工膠質液，等張アルブミン製剤を用いることが推奨されています．

ケアにいかそう！

　輸血は補充療法であり，患者さんの病状の改善に必要な成分の血液製剤を，必要な量だけ補充することが大切です．日頃の患者さんのケアのなかで，バイタルサインだけではなく血液検査の結果も確認しておくことで，患者さんに動悸・息切れなどの貧血症状や紫斑などの出血症状がみられた時に，血液検査データと関連づけて状態を把握することができ，患者さんの症状改善のためにはどの血液製剤が必要かも理解できるようになります．

　それぞれの血液製剤の適応を知っていれば，医師から輸血の指示が出された時もスムーズに対応でき，輸血効果の確認などの看護アセスメントにも役立ちます．

Scene 2　輸血用血液製剤の取り扱い

12 輸血用血液製剤は種類によって保管の仕方が違うの？

赤血球製剤と同じように血小板製剤も冷蔵庫に入れようとしたら，「入れちゃだめ！」と注意されました．
血液製剤は種類によって保管の仕方が違うのですか？

血液製剤は，それぞれの製剤に含まれる血液成分の機能が保たれるように保管しなくてはなりません．たとえば，赤血球製剤は2～6℃，新鮮凍結血漿は−20℃以下，血小板製剤は20～24℃というように，製剤によって適切な保管温度は異なります．

血液製剤の保管条件と有効期間

表1[2)]に示すとおり，血液製剤はそれぞれ保管条件や有効期間が異なります．

- 赤血球製剤

赤血球は血流にのって体内を循環し，血管の直径に合わせて変形しながら全身に酸素を運搬しますが，そのために必要なエネルギーを自ら産生しています．赤血球は低温下でエネルギー代謝が低下するため，赤血球製剤も低温下で保管することにより赤血球の機能を長期間維持することができます．

- 新鮮凍結血漿

新鮮凍結血漿は凝固因子の活性が保たれるような条件下で保管する必要があります．常温保存では時間経過とともに凝固因子の活性が低下するため，凍結保管されます．

- 血小板製剤

血小板は低温下で血小板機能が損なわれるため，20～24℃で保管されます．血小板はエネル

表1 血液製剤の保管条件と有効期間（文献2をもとに作成）

製剤種類	保管条件	有効期間
赤血球製剤	2～6℃（専用保冷庫で保管）	採血後21日間
新鮮凍結血漿	−20℃以下（専用冷凍庫で保管）	採血後1年間
血小板製剤	20～24℃（専用振盪装置で保管）	採血後4日間

ギー産生のための代謝を行うので、静置保管すると代謝産物の乳酸が蓄積しpHが低下することにより、血小板機能に悪影響を及ぼします。そのため、血小板製剤は水平振盪しながら保存されます。つまり、振盪保管する理由は、血小板の凝集を防ぐためなどではなく、振盪により乳酸を拡散させ、pHの低下を防ぐためなのです。また、血小板製剤の血液バッグは空気の透過性のある素材が用いられているので、保管中も常にガス交換が行われ、好気性代謝により血小板の機能が保たれるようになっています。

ケアにいかそう！

払い出された血液製剤は、血液成分の機能が保たれた状態で速やかに使用する必要がありますが、血液製剤を一時保管せざるをえないこともあると思います。そのような時のためにも、各種血液製剤の保管条件やその理由を知っておくことは大切です。貴重な血液製剤を無駄にしないためにも、「血液製剤はすべて冷蔵（凍）保存するものだと思い込んで、血小板製剤もうっかり冷蔵（凍）庫に保管してしまった！」「血小板製剤や融解した血漿製剤を室温下で置いたままにしていた！」といったことが起こらないように注意しましょう。

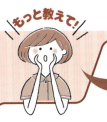

もっと教えて！

⑥ 輸血用血液製剤の容量を教えて！

IN/OUT（水分出納）バランスの管理・計算のため、血液製剤の容量も知っておきましょう。各製剤の容量を**表2**[3]に示します。新鮮凍結血漿は製剤名に容量が表記されているのでわかりやすいですね。

表2 おもな血液製剤の容量（文献3をもとに作成）

製剤種類	販売名（略号）	単位	容量
赤血球製剤	赤血球液-LR「日赤」	2単位	280 mL
血漿製剤	新鮮凍結血漿-LR「日赤」240	2単位	240 mL
血小板製剤	濃厚血小板-LR「日赤」	10単位	200 mL
	濃厚血小板-LR「日赤」	20単位	250 mL

13 輸血に関する用語のいろいろな略号，何を意味しているの？

輸血に関する話のなかで，「FFP」「PC」「MAP」などさまざまな略号が出てきて混乱しています……．

血液製剤の略号は英語表記の頭文字をとっています．製剤の製造工程や保存液が変更されると名称や略号も変わるため，新旧の略号が会話のなかで混在してしまうことがあります．旧略号も念のため知っておきましょう．

血液製剤の正式名称と略号

血液製剤の正式名称と略号は**表1**のとおりです．現在，献血で血液を採取する際には血液バッグ内での凝集塊の発生や輸血時の発熱などの副作用を予防するために白血球除去フィルターを用いた「保存前白血球除去」が行われています．**表1**の「LR：Leukocyte Reduced」という略号は，保存前白血球除去の工程を経て製造されたことを示しています．

血液製剤の旧名称と略号も知っておこう

輸血に関する会話のなかで，「MAP」や「RCC」という略号を耳にしたことはありませんか？これらは旧名称の略号です．製剤の製造工程や保存液が変更された時に，製剤の名称や略号も変更されるため，ときに新旧の名称や略号が混在してしまうことがあります．特に赤血球製剤の名称は**表2**のようにこれまでたびたび変更されてきました．

 血液製剤の正式名称と略号

製剤	名称	英語表記	略号
赤血球製剤	赤血球液-LR	Red Blood Cells, Leukocyte Reduced	RBC-LR
血漿製剤	新鮮凍結血漿-LR	Fresh Frozen Plasma, Leukocyte Reduced	FFP-LR
血小板製剤	濃厚血小板-LR	Platelet Concentrate, Leukocyte Reduced	PC-LR

表2 赤血球製剤の旧名称

旧名称	英語表記	略号
濃厚赤血球	Concentrated red blood cells	CRC
赤血球M・A・P	Red Cells M・A・P	RC-M・A・P
赤血球濃厚液	Red Cells Concentrate	RCC

　新しい赤血球保存用添加液であるMAP液が導入された時に（「MAP」とは，その成分組成がD-マンニトール（M），アデニン（A），リン酸二水素ナトリウム（P），クエン酸ナトリウム水和物，クエン酸水和物，ブドウ糖，塩化ナトリウムであることに由来する名称です），従来の赤血球保存液を用いた製剤と区別するために，MAP液を用いた赤血球製剤の名称が「赤血球M・A・P」となりました．そのため，現場では「MAP血を2単位輸血します」というように，「MAP」あるいは「MAP血」が赤血球製剤を指す略語として使用されていた時期がありました．MAP液は現在も使用されていますが，今は赤血球製剤の名称にMAPという表記はありません．

ケアにいかそう！

　医師から，「MAP 2単位！」など，医師自身が使い慣れている旧略号で輸血がオーダーされることがあるかもしれません．聞き慣れない略号で指示された時は誤解や勘違いが起きやすいため確認しましょう．また，輸血に不慣れな医師が「血漿（けっしょう）」と「血小板（けっしょうばん）」を混同して誤った輸血指示を出すことも起こりえます．輸血過誤を防ぐためにも，皆さんが「本当にこれでいいのかな」「おかしいな」と少しでも迷った時には医師に確認し，指示への理解が曖昧なまま準備することがないように留意しましょう．

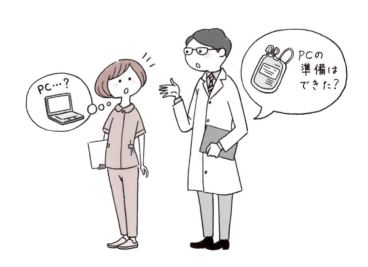

Scene 2 輸血用血液製剤の取り扱い

Q14 赤血球製剤と血漿製剤を同じ搬送バッグに入れない理由は？

病棟に血液製剤を運ぶため，赤血球製剤と血漿製剤を同じ搬送バッグに入れたら，「それはダメ！」と言われました．なぜですか？

 赤血球製剤と血漿製剤では至適保管条件が異なるため，同じ搬送バッグに入れると製剤どうしが接触し赤血球が低温にさらされるため，赤血球膜がダメージを受けて溶血を生じるおそれがあります．

至適保管条件が異なる製剤はいっしょに運搬しない

　赤血球は凍結後に融解すると溶血することが知られています．血漿製剤（新鮮凍結血漿）は－20℃以下で凍結保存されていますので（ Question 12），赤血球製剤と血漿製剤を同一の搬送バッグに入れると製剤どうしが接触し，赤血球は至適保存温度（2〜6℃）より低い状態に置かれることになります．輸血実施時，血漿製剤に接触していたことで低温状態となっている赤血球製剤の温度が徐々に上がると溶血を生じるおそれがあります．

　また，赤血球製剤と血小板製剤を同じ搬送バッグに入れると，20〜24℃で保管されている血小板製剤が赤血球製剤と接触して至適条件よりも低温にさらされることになり，血小板機能が損なわれてしまうおそれがあります．したがって，異なる種類の製剤を同時に病棟へ搬送しなければならない時は，製剤種類ごとに至適保管条件に沿って搬送できるように別々の搬送バッグを使用する必要があります．

　赤十字血液センターから医療機関へ製剤が搬送される時は図1のような断熱効果のある搬送バッグと，製剤ごとに至適温度に保つための搬送用温度安定剤が使用されています（図2〜4）．

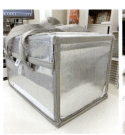 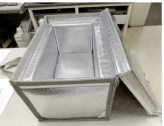 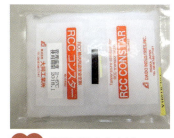

図1 赤十字血液センターで使用されている搬送バッグ

図2 搬送用温度安定剤（赤血球製剤用）

Scene 2 輸血用血液製剤の取り扱い

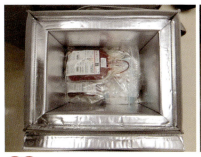 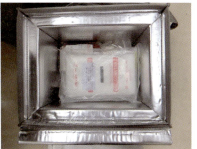

図3 赤血球製剤の搬送
赤血球製剤の下と上に温度安定剤が置かれている．

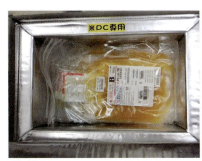 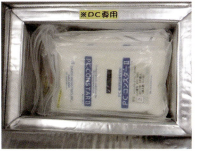

図4 血小板製剤の搬送
血小板製剤の下と上に温度安定剤が置かれている．

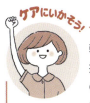
ケアにいかそう！

輸血前の検査が適切に行われていても，払い出された血液製剤が不適切な方法で運搬されていれば，輸血の安全性は確保できません．ただ単に運ぶのではなく，製剤の品質が低下しないように注意して取り扱う必要があることを理解しておいてください．

15 なぜ輸血用血液製剤に放射線を照射するの？

血液製剤には放射線が照射されていると聞きました．なぜ照射するのですか？

血液製剤への放射線照射が行われる理由は，製剤に含まれている献血者由来のリンパ球が輸血を受けた患者さんの臓器を攻撃する重篤な合併症である「輸血後移植片対宿主病（輸血後GVHD）」を予防するためです．

輸血後移植片対宿主病（輸血後GVHD）[4]

　かつて，手術で輸血を受けた患者さんのなかで，輸血後10日目頃から発熱，紅斑が認められる例があり，「術後紅皮症」といわれていました．その後，このような病態は血液製剤中の供血者リンパ球が輸血を受けた患者さんの体組織を攻撃，傷害することによって起きることがわかり，現在は「輸血後graft versus host disease（輸血後GVHD）」とよばれています．

　輸血後GVHDは，発熱・紅斑出現後，製剤中のリンパ球が肝臓や消化管を傷害するために肝機能障害や下痢が起こります．さらに16～18日後にはリンパ球が骨髄細胞を傷害するために骨髄が低形成になり，白血球減少や血小板減少をきたし感染症や出血を併発して，ほとんどの患者さんが死に至る，きわめて重篤な輸血の合併症です．これを予防するため，血液製剤に15 Gyの放射線照射を行って製剤中のリンパ球を不活化しているのです．

放射線照射は赤血球製剤，血小板製剤のみに実施

　以前は赤十字血液センターで放射線照射が行われていなかったので，多くの医療施設では，血液センターから届く未照射血に自施設内で照射を行っていました．現在は赤十字血液センターから照射血が供給されるようになり，放射線照射された製剤はIrradiated (Ir) と表記されます．たとえば，放射線照射された血小板製剤の場合は「照射濃厚血小板-LR，Ir-PC-LR」（）となります．

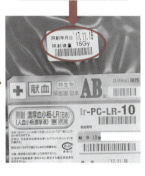
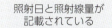
照射日と照射線量が記載されている

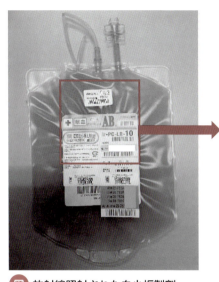

図　放射線照射された血小板製剤
「照射濃厚血小板-LR」「Ir-PC-LR」と表記される．照射年月日と照射線量が記載されている．

　なお，放射線照射は赤血球製剤，血小板製剤のみに実施され，血漿製剤（新鮮凍結血漿）には実施されません．新鮮凍結血漿には細胞成分がほとんどないこと，また，凍結させることによってリンパ球が不活化されると考えられるためです．

ケアにいかそう！

重篤な輸血合併症を予防するために，血液製剤への放射線照射がとても重要であることがご理解いただけたことと思います．放射線照射が開始されるようになってから，輸血後GVHDの発生報告はありませんが，重要な輸血の合併症の一つですから知っておきましょう．

放射線照射は輸血後GVHDを防ぐために行われているのね！
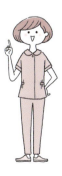

16 輸血用血液製剤を病棟の冷蔵庫で一時的に保管してもいいですか？

輸血部門で血液製剤を受け取ったのですが，すぐには使わないので，とりあえず病棟の冷蔵庫に保管してもよいでしょうか．

払い出し後の血液製剤は速やかに使用するべきであり，輸血部門から払い出された血液製剤を病棟で保管することは適切ではありません．また，病棟での保管は製剤の取り違えにもつながります．

すぐに使用しない血液製剤は輸血部門に返却を！

　血液製剤は，品質を保つために専用の保冷庫に保管されています．「専用の保冷庫」とは適正な温度で保管されていることが確認できる自記温度記録装置が設置されており，温度異常時には警報が発せられる保冷庫です（図1, 2）．病棟で使用されている薬用保冷庫や家庭用冷蔵庫にはそのような機能がないため，血液製剤を保管するための保冷庫として適切とはいえません．

　また，払い出された血液製剤を病棟の冷蔵庫に一時的に保管することが習慣的に行われていると，病棟の冷蔵庫に複数の患者さんの血液製剤が同時に保管され，製剤の取り違えが発生するおそれもあります．

　血液製剤の品質管理と輸血の安全対策のため，安易に病棟の冷蔵庫で血液製剤を保管してはいけません．病棟へ払い出された血液製剤がすぐに使用されない時には病棟で保管するのではなく，輸血部門へ連絡してただちに返却し，使用する時にあらためて払い出してもらうようにしてください．

Scene 2 輸血用血液製剤の取り扱い

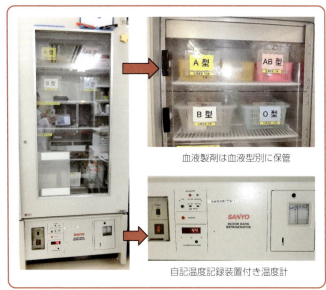

図1 血液製剤専用保冷庫
血液製剤は血液型別に保管
自記温度記録装置付き温度計

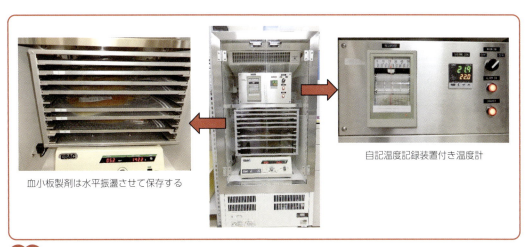

血小板製剤は水平振盪させて保存する
自記温度記録装置付き温度計

図2 血小板製剤用保管装置

ケアにいかそう！

血液製剤の払い出しを受ける前に，輸血実施予定を主治医に確認していますか？ 赤血球製剤4単位を輸血する予定だからといって4単位すべてを一度に病棟へ払い出してもらい，最初の2単位（1バッグ目）の輸血を行っている間，残りの2単位（2バッグ目）を病棟の冷蔵庫に保管するようなことをしていませんか？ 輸血を行う時は，使用する単位数だけを輸血部門から払い出してもらって速やかに使用するのが原則です．血液製剤を適切に取り扱うことは，輸血を安全に実施するための大事なケアの一環です．

室温で1時間ほど放置してしまった赤血球製剤は使用できませんか？

病棟に払い出された赤血球製剤について，主治医から「輸血の予定が変更になったので返却して」と言われたのですが，返却し忘れて室温で1時間ほど放置してしまいました．今から輸血部門に返却してもよいですか？

室温で長時間放置された血液製剤は品質が低下するだけでなく，製剤に混入している細菌が増殖するおそれがあります．品質を保証できない血液製剤を他の患者さんに使うことはできないため在庫血として戻すことはできず，廃棄になります．

血液製剤は適正な保管条件から外れた状態で放置すると機能が低下する

　血液製剤はそれぞれの機能を保持するため至適条件で保管管理されています（☞ Question 12）．検査や処置など何らかの都合で輸血の予定が変更され，病棟へ払い出された血液製剤を使用しない場合には，適正な保管条件から外れた状態で長時間放置されることがないように速やかに輸血部門へ返却してください．

　長時間室温で放置されることで品質が低下するのは赤血球製剤だけではありません．新鮮凍結血漿は融解後，室温で放置されると凝固因子活性が低下してしまいます．血小板製剤も室温で長時間静置保存されると，製剤のpHが低下して血小板の活性が低下します．

室温で長時間放置された血液製剤は細菌増殖のリスクが高まる

　献血では，血液への細菌の混入を防ぐため，適切な皮膚消毒，採血時の初流血除去，白血球除去フィルター使用などの対策が講じられています．しかし，血液への細菌の混入を完全に防ぐことは困難であり，血液製剤中に細菌が混入している可能性はゼロではありません．そのため，室温で長時間放置された血液製剤は，製剤温度の上昇により細菌が増殖しているおそれもあります．赤血球製剤の保管温度が2〜6℃に設定されているのは，赤血球の品質保持のためのみならず細菌増殖を抑制するためでもあります．したがって，長時間室温で放置されたために増殖した細菌で汚染されている可能性のある赤血球製剤は使用できないことになります．

欧米では，払い出されてから30分以上経過した赤血球製剤は他の患者に転用してはならないという「30分ルール」が提唱されています[5]．日本でもこれにならって，払い出された血液製剤の室温保管が許容される時間を設定している医療機関が多いようです．

　昨今では許容時間を30分から60分に延長する議論もあるようですが，いずれにしても貴重な血液製剤（☞ もっと教えて！⑦）を不適切な取り扱いにより廃棄することのないよう，各医療機関の血液製剤の取り扱いルールに従って適正に管理してください．

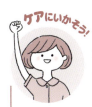

ケアにいかそう！

　輸血を返却し忘れた例以外にも，"病棟に赤血球製剤が届いた時の伝達・確認が不十分だったために輸血が実施されずに室温で放置されていた" "入院患者さんが吐血したため緊急で輸血が行われ，使用されなかった赤血球製剤2単位が病棟に残されたままになっていた"などの問題が起こることがあります．
　払い出された輸血の単位数と実際に使用された輸血の単位数を確かめるというちょっとした注意や目配りによって，血液製剤が室温で長時間放置されることが起こらないようにしましょう．

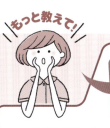

もっと教えて！

⑦ 「輸血用血液製剤は貴重だから大切に使うように」と言われますが，どれくらい貴重なの？

　血液製剤は献血によって得られる貴重な医療資源であり，赤十字血液センターから購入する際の薬価も高額です．おもな血液製剤の薬価は**表**のとおりです（2018年4月時点）[6]．

表 血液製剤の薬価（文献6をもとに作成）

照射赤血球製剤2単位	17,726円
新鮮凍結血漿2単位	17,912円
新鮮凍結血漿4単位	23,617円
照射血小板製剤10単位	79,875円
照射血小板製剤20単位	159,733円

　不適切な取り扱いによって血液製剤を使用できず廃棄せざるをえなくなることは，患者さんにとっても医療機関にとっても損失になります．血液製剤が善意の献血から作られるという点だけでなく，薬価の面からも貴重なものであることを認識しましょう．

18 一度床に落としてしまった新鮮凍結血漿は使えませんか？

凍結状態の新鮮凍結血漿をうっかり床に落としてしまいました．見た目は問題なさそうなので使っていいですか？

凍結保存されている新鮮凍結血漿は，落下の衝撃で血液バッグが破損しているおそれがあるため使用できません．

落下の衝撃で血液バッグが破損しているおそれがあります

　Question12で述べたとおり，新鮮凍結血漿は－20℃以下で凍結保存されています．そのため，氷塊に強い衝撃を与えると砕けてしまうのと同様に，落下の衝撃で血液バッグが破損しているおそれがあります（図1）．

　凍結状態では血液バッグが破損したかどうかが判別しづらいですが，融解操作中に外装ビニール袋に新鮮凍結血漿が漏れ出すために気づくことが多いです．新鮮凍結血漿のバッグで特に破損しやすい箇所を図2に示します．

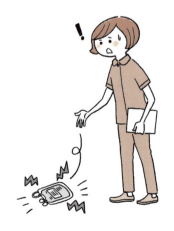

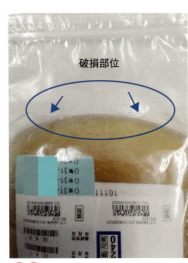 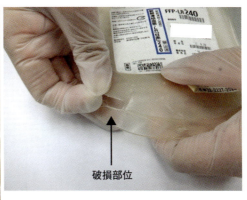

図1 落下により破損した新鮮凍結血漿のバッグ

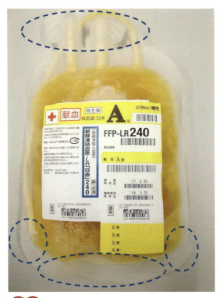

図2 新鮮凍結血漿のバッグの破損しやすい部位

Scene 2 輸血用血液製剤の取り扱い

ケアにいかそう！

病棟で新鮮凍結血漿を融解する時に，複数のバッグを一度に運ぼうとすると落としやすいので，1バッグずつ扱うようにしましょう．もしバッグを落としてしまった時は，「大丈夫だろう」と自分で判断せず，すぐ輸血部門へ連絡して事情を説明し，代替の新鮮凍結血漿の準備などについて相談してください．

Q19 新鮮凍結血漿を早く用意するため，熱湯で融解してもいいですか？

主治医から急遽新鮮凍結血漿の輸注指示があり，急いで用意しなくてはなりません．
熱湯を使えば早く融解させることができるので，使っていいですか？

新鮮凍結血漿を熱湯で融解すると蛋白質が変性し，凝固因子の活性が失われてしまいます．急いでいる場合も30〜37℃の温湯で融解してください．

新鮮凍結血漿融解時の湯温（30〜37℃）には理由があります

　新鮮凍結血漿を熱湯で融解すると，蛋白質が変性し，凝固因子の活性が失われます．筆者が，廃棄となった新鮮凍結血漿を用いて実際に70℃の熱湯で融解したところ，新鮮凍結血漿の外観は白濁しました（図1）．この血漿の凝固機能検査を行ったところ検体はまったく凝固せず，PT（プロトロンビン時間），APTT（活性化部分トロンボプラスチン時間）は測定不能でした．

　適正な湯温（30℃）で融解した新鮮凍結血漿と，70℃の熱湯で融解した新鮮凍結血漿の外観の違いを図2に示します．

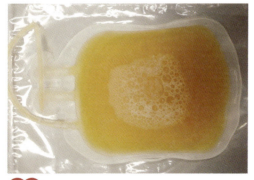

図1 70℃の熱湯で融解した新鮮凍結血漿の外観
透明ではなく白濁している．

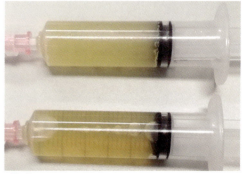

図2 融解時の湯温による新鮮凍結血漿の外観上の違い

上：70℃の熱湯で融解．
下：30℃の温湯で融解．
熱湯で融解した新鮮凍結血漿（上）は蛋白質が変性して白濁したために，シリンジの目盛りが見えない．

融解時に湯温が低下した場合

　新鮮凍結血漿は−20℃以下で保管されているため，当然ながら融解後しばらくすると湯温は下がってきます．湯温が下がったままの状態にしていると新鮮凍結血漿に含まれる凝固因子が白色の浮遊物となって析出し，輸注できない状態になってしまいます．そのため，融解時は湯温を測りながら適宜湯を継ぎ足し，湯温を維持して融解を続けてください．30～37℃の湯が入った容器を2つ用意して，融解中に湯温が低くなったら，もう一方の容器に移し替えることで湯温を維持する方法[2]もあります．

　なお，湯温の低下により浮遊物が生じてしまった場合は，30～37℃の湯で再度融解すれば浮遊物は消失します．

主治医から急ぎの新鮮凍結血漿の輸注指示が出されても，いつもどおり手順を厳守して，落ち着いて準備を進めましょう．病棟に温度計を準備しておき，湯温をきちんと測ってから融解を開始してください．

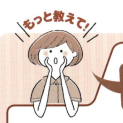

⑧ 融解した新鮮凍結血漿を再凍結してもいい？

　一度融解した新鮮凍結血漿を再凍結して使用することはできません．融解後の新鮮凍結血漿は，凝固因子のうち第Ⅴ因子と第Ⅷ因子の活性が急速に低下するため，融解後3時間以内に使用することとされています[1,7]．

　融解後にやむをえず保管する場合には，輸血部門に依頼して専用保冷庫内（4℃）で一時保管することで凝固因子活性の低下をある程度防ぐことができますが，その場合も融解後3時間以内に使用します．融解した新鮮凍結血漿がすぐに使用されないという状況を招かないよう，新鮮凍結血漿を融解する前に使用予定を確認しましょう．

20 輸血用血液製剤の色調がいつもと違うようです．使用できますか？

払い出された血液製剤の色調がいつもと違うような気がするのですが，使ってもよいのでしょうか．

A 血液製剤の色調は細菌汚染によって変化することがありますが，もともと色調には個人差があるため，正常かどうかの判別は容易ではありません．輸血部門に問い合わせてください．

血液製剤の色調には個人差があります

　血液製剤は細菌汚染によって色調が変化することがあるため，輸血実施時に製剤の色調を確認することは大切です．ただし，血液製剤の色調には個人差があり[2]，色調の観察のみで正常かどうかを判別することは容易ではありません．

　血漿は図1のようにさまざまな色調を呈します．血漿成分が多く含まれる血小板製剤や新鮮凍結血漿は黄色っぽい色調ですが，ヘモグロビンの代謝産物であるビリルビンが含まれていると淡黄緑色や淡緑色になります．

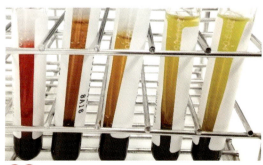

図1 血漿成分の色調例
血漿の色調は淡黄色，淡黄緑色，橙色とさまざまで，溶血検体（左端）では赤色を呈している．

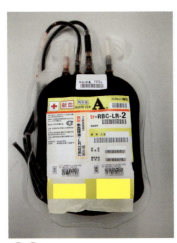

図2 有効期限後に長期経過した赤血球製剤
外観色調が黒色化していることがわかる．

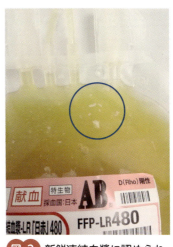

図3 新鮮凍結血漿に認められる脂肪分の浮遊

細菌汚染による色調変化

　腸内細菌の一種であるエルシニア菌やセラチア菌が献血血液に混入すると，低温保存の赤血球製剤中で増殖する可能性があるといわれています．このような細菌が混入した赤血球製剤は長期間保存後に色調が黒色化することがあります．また，血小板製剤に実験的に細菌を注入し外観の変化を観察したところ，菌を接種して96時間が経過した製剤は色調が混濁し緑色に変化します[8]．払い出された赤血球製剤や血小板製剤の色調がなんだか変だな，と思った時（図2）は，細菌汚染による色調異常の可能性もありますので，輸血部門へ問い合わせてください．

血液製剤内の浮遊物にも注意しよう

　血液製剤の色調以外に，製剤内の浮遊物も確認しましょう．多くの場合，浮遊物は脂肪分（図3）ですが，細菌汚染によって浮遊物が生じることもあります．血液センターで外観異常なしと判定され医療機関へ供給された血小板製剤が，その医療機関の輸血部門から出庫された際，多数の凝集塊が認められたため細菌培養検査を実施したところ，黄色ブドウ球菌が検出された事例もあります[9]．浮遊物が多数認められるなど異常を疑った時は，輸血部門に問い合わせましょう．

> 血液製剤の外観異常の確認は，細菌汚染された血液製剤の使用を防ぐための大事なチェックポイントであり，特に看護師による輸血実施前の最終確認は重要です．「なんとなくいつもと違う」と感じた時は輸血部門へ問い合わせてみてください．

Q21 払い出されたばかりの冷たい赤血球製剤をこのまま使っていいの？

赤血球製剤がまだ冷たいので，しばらくナースステーションに置いて室温くらいにしようと思うのですが……．

　通常の輸血では，払い出された赤血球製剤を温める必要はありません．赤血球製剤が低温であっても，輸血は室温下で緩徐に滴下されるので，血液バッグの温度は徐々に上がり，血液が静脈内投与された時点で患者さんの体温でも加温されるので問題ありません．むしろ，血液製剤をナースステーションに置いておくと，万一製剤に細菌が混入していた場合に，製剤の温度が上がることによって細菌が増殖するおそれがあり危険です．

　「こんなに冷たい血液を患者さんに輸血していいの？」と不安に思うかもしれませんが，通常の輸血は室温下でゆっくりと滴下されるものであり，室温や患者さんの体温で温められるので安心してください．むしろ血液製剤を温めることは，細菌の増殖や溶血による重大な副作用につながります．実際，加温（加熱）した血液製剤を輸血したことによる重篤な副作用（死亡例を含む）事例が報告されています[10]．輸血時，42℃以上の温度で血液製剤を長時間加熱すると，赤血球膜に対する物理的な障害が加わるため溶血が起こり，ヘモグロビン尿や高ビリルビン血症などの副作用が生じます．

　通常の輸血では，払い出された赤血球製剤は速やかに認証確認し，輸血を実施しましょう．

　通常の輸血は血液製剤を加温せず実施すべきですが，危機的出血で急速大量輸血が必要になる場合や新生児の交換輸血時は，急速輸血装置や血液加温器が使用されることがあります[11]．加温時も温度は適切に設定・維持されなくてはならないので，機器や操作に不備があると重大な事故が発生するおそれがあります．これらの機器は緊急時に使用されることが多いため，いざ必要となった時にすぐに使用できるよう，日頃から機器の点検・管理を行うとともに，操作法も習得しておきましょう．

Scene 3

輸血の実施

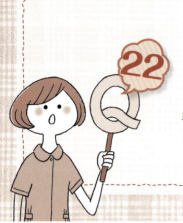

Q22 「T&S」って何ですか？

手術の輸血準備で，血液製剤の単位数ではなく，「T&S」の指示が出たのですが，どういう意味ですか？

T&SとはType & Screenの略で，赤血球製剤を効率的に使用するための方式です．予測される術中出血量が少なく，輸血を実施する可能性が低い待機的手術に対して，血液型検査と不規則抗体スクリーニングのみを行い，輸血は準備せず，輸血が必要になった時に生理食塩液法で血液型の適合確認のみ行い，輸血を速やかに払い出します．

T&Sは院内の在庫血を効率的に活用する方式

　たとえば，患者Aさんの手術は予測出血量が少なく，輸血を実施する可能性が低いとしても，Aさんの手術準備血として赤血球製剤4単位が依頼されれば，交差適合試験を行い，適合と判定された4単位がAさんに割り当てられます．この場合，Aさんと同じ血液型の患者Bさんに赤血球輸血が必要になっても，Aさんに割り当てられた輸血を使うことはできません．Aさんの手術が輸血を使用せずに終了すれば，Aさんに割り当てられた4単位は在庫血に戻されます．

　このように，輸血を実施する可能性が低い手術に対しても輸血を準備すると，院内の在庫血液が過剰になり，有効期限切れで廃棄になる血液製剤も増加することから，血液製剤を効率的に使用するための方式としてT&Sが導入されています．

　Typeとは「血液型」，Screenとは「不規則抗体スクリーニング」（☞ Question 4）を意味します．Type & Screenは，予測される術中出血量が少なく，輸血を実施する可能性が低い待機的手術に対して，ABO・Rh血液型検査と不規則抗体スクリーニングのみを行います．その結果ABO血液型に異常がなく，Rh(D)陽性で，不規則抗体が陰性の場合には，術前に交差適合試験は行いません．もし，術中に緊急で輸血が必要になった時には，オモテ検査でABO血液型を確認するか，交差適合試験の主試験（生理食塩液法）で血液型の適合確認のみ行い，輸血を速やかに払い出します．

　不規則抗体は交差適合試験が不適合となる原因であるため（☞ Question 6），不規則抗体ス

クリーニングによって不規則抗体が陰性であることが確認され，ABO血液型が適合していれば，交差適合試験が不適合になる要因が存在しないことになります．予想される出血量が少ない手術にT&Sを適用することにより，輸血をあらかじめ準備しなくても，輸血の必要が生じた時に，患者さんの血液型と血液製剤の血液型が一致（適合）していることを確認するだけで速やかに血液製剤を払い出すことができます．つまり，T&Sは，輸血を受ける可能性のある患者さんのための共通の準備血として，院内の在庫血を効率的に活用する方式といえます．

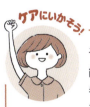

予測される術中出血量が循環血液量の10〜20％（450〜900 mL程度）で輸血の可能性はほとんどなく，輸血を行うとしても必要な輸血量が赤血球製剤2単位程度と考えられる待機手術で，万一の出血に備えて輸血を準備しておきたい場合にT&Sが適応になります．皆さんの施設では，どのような術式でT&Sの適応になっているでしょうか．
術前の輸血準備をT&Sで申し込む時に必要な輸血検査や，予想より出血量が多く輸血が必要になった時に輸血の払い出しを依頼する方法など，T&Sに関する手順も理解しておきましょう．

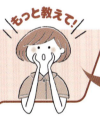

⑨ 手術に必要な輸血準備量はどのように算出されているの？

　手術中の出血に対して，必要な輸血量よりも多めの量の輸血が準備されることがあります．交差適合試験（クロスマッチcrossmatch；C）を行って準備された輸血量と，実際に使用された輸血量（transfusion；T）の比率であるC/T比は，輸血が効率的に準備されたかどうかの目安ですが，術式ごとの出血量に応じた適切な輸血が実施されれば，余分な交差適合試験をして必要以上の輸血を準備せずにすむことになります．
　医療機関での定型的な手術における出血量と輸血量を調べることで，術式別の平均的な出血量と輸血量が明らかになります．この平均的な輸血量の1.5倍以下の量を術前の輸血準備量とする方式を，最大手術血液準備量（maximum surgical blood order schedule，MSBOS）といいます．また，MSBOSでは術前の貧血など個々の患者さんの状態が考慮されていないという考え方から，①患者さんの術前のヘモグロビン値，②患者さんの状態に応じた輸血開始基準となるヘモグロビン値，③術式別の平均的出血量の3項目から患者さんの個別の輸血準備量を設定する手術血液準備量計算法（surgical blood order equation，SBOE）という方法もあります．
　いずれも，手術のために必要以上に輸血を準備して使用されなかった輸血が無駄になることが起こらないようにするための考え方です．

23 輸血用血液製剤の読み合わせ確認では何をチェックすればいいの？

輸血実施前の血液バッグの読み合わせ確認では，どのような点に注意すればよいですか？

「輸血療法の実施に関する指針」[1]には，事務的な過誤による血液型不適合輸血を防ぐために，血液製剤の受け渡し時，輸血準備時，輸血実施時に確認するチェック項目があげられています．確認時は各チェック項目を2名で声に出して読み合わせをし，照合確認したことを記録しましょう．

輸血過誤の多くは思い込みや手順の省略によって発生します

患者さんや血液バッグの取り違えが原因で発生した輸血過誤の報告では，輸血実施予定のない患者さんの病室へ行って，患者さん本人を確認せずに輸血を実施した例（図1）[2]，血液製剤を2名で読み合わせ確認をしなかったために，別の患者さんに使用される予定の血液バッグを誤って使用した例（図2）[2]，また，携帯端末を使って輸血の認証確認を行う時に端末画面にエラー表示が出ていたにもかかわらず，それを無視してしまった例（図3）[3]などがあります．

医師が患者Aの輸血実施の指示を出した．
↓
看護師は輸血部門から患者Aの血液製剤を持ってきた他の看護師とともに，ナースステーションで血液製剤と伝票の患者氏名，血液型の照合を行った．
↓
その後，看護師は患者Bのベッドサイドに行き，その患者が患者Aであるかを照合せずに接続した．
↓
2時間後，医師が患者Bのベッドサイドに行き，指示していない血液製剤が接続されていることに気づいた．

 図1 血液製剤と患者の照合を実施しなかったことによる輸血過誤例①（文献2をもとに作成）

患者A（O型）と患者B（A型）に赤血球輸血の指示があり，2人分の血液製剤をほぼ同時刻に準備した．

↓

医師と看護師が確認し，注射準備台を別々にしてそれぞれの受け持ち看護師が50mLのシリンジに準備した．

↓

2人の患者とも，1本目は医師と看護師がベットサイドで確認し，シリンジポンプを使用して，ほぼ同時刻に開始した．

↓

患者A（O型）の血液1本目が終了し，ポンプのアラームに気づいたリーダー看護師は，注射準備室に準備してあったシリンジに入った患者Bの血液製剤（A型）を患者Aの血液製剤と思い込み，受け持ち看護師に渡した．

↓

受け持ち看護師はそのシリンジが誰の製剤であるかを確認せずポンプに接続した．

↓

患者Bの受け持ち看護師は，患者Bの輸血の投与量が120mLであるはずが，ポンプの積算量が70mLしかないことに疑問を持ち，ごみ箱を確認したところ，患者B（A型）の血液製剤が患者A（O型）に投与された可能性がわかった．

↓

その後，対応中に患者Aに血尿が見られたため，異型輸血が判明した．

図2 血液製剤と患者の照合を実施しなかったことによる輸血過誤例②
（文献2をもとに作成）

新鮮凍結血漿（FFP）3バッグを投与する予定の患者（A型）に，1バッグめのFFPが投与されていた．

↓

看護師は次に投与するFFPの準備のため，冷凍庫よりFFPを取り出したが，引き出しが隣接し，残数も同じであった他の患者用（O型）のFFPを間違って取り出し，確認しないまま解凍器にセットした．

↓

他の看護師がおらずダブルチェックできなかったため，先に認証システムによる輸血認証を行ったところ，何度試してもエラーが画面上に表示された．看護師は血液型が異なることによるエラーであることを確認したが，機械の故障と思い込んでしまった．

↓

1バッグめのFFPの投与が終了していたため，FFP（O型）に急いで繋ぎ替えた．

↓

輸血伝票の処理を行っていた際，血液バッグに付いているシールの色が違うことに気づき，誤ったFFPを投与したことがわかった．

図3 血液製剤と患者の照合を実施しなかったことによる輸血過誤例③
（文献3をもとに作成）

表 事務的な過誤による血液型不適合輸血を防ぐための確認項目（文献1をもとに作成）

- 患者氏名（同姓同名に注意）
- 血液型
- 血液製造番号
- 有効期限
- 交差適合試験の検査結果
- 放射線照射の有無

交差試験適合票の記載事項と血液バッグの本体および添付伝票とを照合し，該当患者に適合しているものであることを確認する

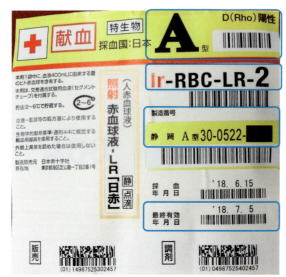

図4 血液製剤ラベルの要確認項目

- 血液型（ABOとRh）
- 放射線照射/製剤種類の略号/単位数
- 採血地/血液型/製造番号
- 有効期限

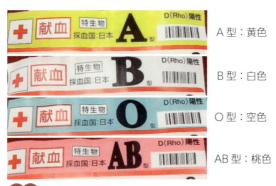

- A型：黄色
- B型：白色
- O型：空色
- AB型：桃色

図5 血液型の色別表示（日本独自の方式）

輸血過誤の多くはこのような思い込みや手順の省略によって発生するため，輸血が正しく実施されるように各施設の手順を厳守し，輸血の読み合わせ確認を行うようにしてください．

輸血時の確認項目

　「輸血療法の実施に関する指針」[1]には，事務的な過誤による血液型不適合輸血を防ぐために**表**のような確認項目があげられています．血液製剤ラベルの確認箇所を**図4**に示します．日本の血液製剤は製剤ラベルの色でABO血液型を識別でき（**図5**），輸血過誤の防止に有効ですから覚えておきましょう．

"正しい"患者さんに，"正しい"血液製剤で輸血を実施するためには，"正しい"手順に沿った輸血の読み合わせ確認が不可欠です．輸血実施時の2名での照合確認は安全な輸血を行うための最後の砦ともいえます．どんなに忙しい状況であっても手順を省略してはいけません．

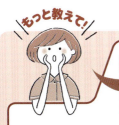

⑩ 献血された血液が病院に届くまでの道のりを教えて！

　現在，赤十字血液センターの運営体制は都道府県単位ではなく，ブロック単位の広域体制になっています．たとえば，関東甲信越ブロックでは，本ブロックに属する茨城県・栃木県・群馬県・埼玉県・千葉県・東京都・神奈川県・山梨県・新潟県・長野県の血液センターの献血ルームや献血バスで採血された血液がブロックセンターに集められて，そこで検査が行われ，血液製剤として製造されます．血液製剤の需給管理は都道府県の枠を越えて広域的に行われ，ブロックセンターから各血液センターへ需要に応じて供給されています．払い出された血液製剤の「採血地」を見ると，どこで採血された製剤かを確認できますよ．

事例に学ぶ②

不適切な方法でのダブルチェックで，輸血用血液製剤の取り違えに気づかず輸血を実施してしまった

■ 事例概要

患者のヘモグロビン値が9.8 g/dLと低下していたため輸血が施行されることとなった．輸血冷蔵庫から血液バッグならびに輸血伝票を持って患者のそばでロット番号の読み合わせによるダブルチェックをしたが，実際は，血液バッグならびに輸血伝票は他の患者のものであった．

輸血認証は手入力で行い，院内で定めているバーコードによる認証を行わず輸血をつないだ．1時間程度経過した時に患者が冷感を訴え，輸血伝票を確認したところ看護師が患者間違いに気づいた．輸血を中止したが，O型の患者にA型の血液製剤が200 mLほど投与されてしまった．

☑ この事例から学ぶこと

血液バッグと輸血伝票のロット番号のみをダブルチェックし，輸血伝票の患者氏名を確認しなかったことが原因で起きたミスといえます．輸血認証の手入力も，輸血伝票にロット番号の確認サインをしただけと推測されます．では，なぜ輸血伝票の患者氏名を確認しなかったのでしょうか．おそらく，「この患者さんに使用する血液製剤はこれで間違いない」との思い込みから，確認しなくても大丈夫と思ってしまったのでしょう．

思い込みを助長した要因として，病棟に設置されている輸血冷蔵庫の問題があるかもしれません．冷蔵庫内に複数の患者さん用の血液製剤が保管されていたにもかかわらず，冷蔵庫の扉を開けてすぐに目についた血液製剤が，この患者さん用に準備されたものだと思い込み，輸血伝票の氏名も確認せずそのまま取り出してしまった可能性が考えられます．

輸血間違いの原因の多くは「患者さん間違い」と「血液バッグの間違い」です．病棟の冷蔵庫に輸血を保管することが血液バッグの取り違えの原因になること，思い込みや勘違いによる輸血間違いを防ぐためにはどのような状況でも確認手順を省かず，輸血認証をしなくてはいけないことを再認識させられる事例です．

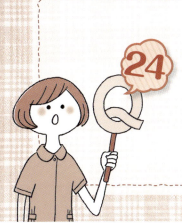

24 Rh陽性の患者さんにRh陰性の赤血球製剤を輸血してもいいの？

Rh血液型には陽性と陰性がありますが，患者さんと同じRh血液型の血液製剤を輸血しなくてはいけませんか？

A ABO血液型が適合していれば，Rh陽性の患者さんにRh陰性の赤血球製剤を輸血してもまったく問題ありません．しかし，Rh陰性の患者さんにはRh陰性の赤血球製剤を輸血する必要があります．

注意すべきは「Rh陰性」の患者さんへの輸血です

　Rh血液型は単一の抗原ではなく，多くの抗原で構成されている血液型で，特にD，C，E，c，eの5つの抗原が臨床的に重要とされていること，なかでもD抗原がもっとも免疫原性が強いため，通常「Rh陽性」はD抗原陽性を意味することは，「もっと教えて！③」で解説しました．

　日本人のRh陰性者の比率は0.5％といわれており，遭遇頻度は低いと思いますが，Rh陰性の患者さんにRh陽性の赤血球製剤を輸血すると，患者さんが保有していないRhD抗原に感作され，RhD抗原に対する抗体が産生されるおそれがあるため，Rh陰性の患者さんには同じRh陰性の赤血球製剤を輸血する必要があります．

　しかし，Rh陽性の患者さんにRh陰性の赤血球製剤を輸血しても，患者さんがRh血液型に関して何らかの感作を受けるわけではないので，まったく問題がありません．

日本ではRh陰性者の比率が低く，Rh陰性の赤血球製剤を扱う機会は少ないかもしれませんが，Rh陰性の患者さんの手術用に準備されたRh陰性の赤血球製剤が使用されなかった時に，血液製剤の有効利用のため輸血部門から「患者さんはRh陽性ですが，Rh陰性の赤血球製剤を使ってください」と依頼されることがあります．「Rh陽性の患者さんにRh陰性血を輸血するのはなんだか気持ち悪い」と思うかもしれませんが，Rh陰性の意味を正しく理解すれば，問題ないことがわかると思います．

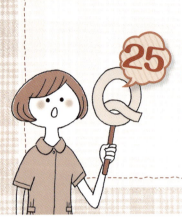

25 赤血球製剤用と血小板製剤用の輸血セット，何が違うの？

受け持ちの患者さんの赤血球製剤を準備していたら，うっかり血小板製剤用の輸血セットを使ってしまいました．大丈夫でしょうか……．

輸血セットは，赤血球製剤用と血小板製剤用で濾過網（フィルター）の開口径が異なります．
血小板製剤用の輸血セットで赤血球輸血を行うと，赤血球の凝集塊によりフィルターが目詰まりを起こしてしまうおそれがあります．

輸血セットごとに構造が異なります

　輸血セットの構造は**図1，2**のとおりです．輸血セットには，血球の凝集塊を濾過するための濾過網（フィルター）が装着されていますが，赤血球製剤用と血小板製剤用では，濾過網の装着箇所と開口径が異なります（**図1，2，表**）．赤血球製剤用の輸血セットはメッシュの濾過網が点滴筒と一体になった濾過点滴筒ですが，血小板製剤用の輸血セットは濾過網と点滴筒は別になっていてロックコネクター近くに濾過網が装着されています．これは血小板製剤を有効利用するための構造です．血小板製剤用の輸血セットはメッシュの濾過網がなく点滴筒のサイズが小さくなっていることにより，輸血終了後に点滴筒の中に残って使用されなかった血小板製剤の量を減らすことができます．また，血小板製剤用の輸血セットのチューブの内径は赤血球製剤用に比べて短いためチューブ内に残る血小板製剤の容量も少なくなります．したがって，血小板製剤用の輸血セットで赤血球輸血を行うと，開口径が小さい血小板製剤用の濾過網に赤血球の凝集塊が目詰まりを起こしてしまうおそれがありますし，内径が短い血小板製剤用のチューブでは赤血球が滴下不良を起こすおそれもあります．なお，新鮮凍結血漿の輸注では，どちらの輸血セットを使ってもかまいません．

　また，輸液セットには微小異物除去のため，輸血セットよりも目の細かい孔径40μmの濾過網が装着されています．輸液セットを輸血に使用すると，凝集塊により目詰まりを起こすため，輸液セットで輸血を行うこともできません．

　使用する血液製剤専用の輸血セットを正しく使うようにしましょう．やむをえず輸液ポンプを

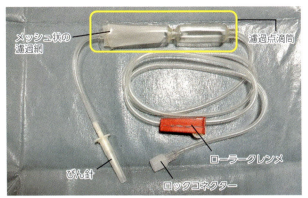

図1 赤血球製剤用輸血セットの構造

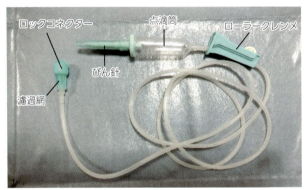

図2 血小板製剤用輸血セットの構造

使って輸血を実施する場合は，ポンプ装置の加圧により血球が壊れるのを防ぐために，ポンプ用の輸血セットを使用してください．

表 輸血セットの濾過網の開口径

輸血セット	濾過網の開口径
赤血球製剤用	175〜210 μm
血小板製剤用	140〜170 μm

輸血セットは再使用禁止であり，1回限りの使用とされていますが，赤血球製剤用の輸血セットで赤血球輸血を実施した後に，同じ輸血セットで血小板輸血を続けて実施するようなことがあるかもしれません．しかし，この場合，赤血球製剤用の輸血セットは血小板製剤用よりも点滴筒やチューブの容量が大きいので，輸血セット内に残留する血小板のロスが多くなるだけでなく，輸血セットのフィルターに捕捉された赤血球凝集塊に血小板が付着してしまい，血小板輸血の効率が低下するため，輸血セットは交換したほうがよいと思われます．

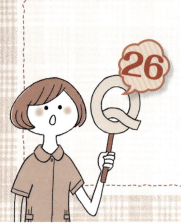

Q26 輸血セットを赤血球製剤の血液バッグに接続したら血液が漏れ出しました．なぜ？

輸血セットを赤血球製剤の血液バッグに接続したところ，血液が漏れ出してきました．接続の仕方が間違っていたの？

輸血セットの接続が不十分であることが考えられます．
血液バッグに輸血セットのプラスチック針を根元までしっかり差し込まないと，接続部の隙間から血液が漏れ出します．

輸血セットのプラスチック針は根元までしっかり差し込む

　輸血セットを血液バッグに接続する時の手順を確認しておきましょう（図）．
　まず，血液バッグの差し込み口（図-①）に輸血セットのプラスチック針を差し込んで接続します．この操作は必ず処置台の上で，血液バッグを水平に置いた状態で行ってください（図-②）．輸血口へ差し込む時は少し抵抗がありますが，そこで差し込むのを止めてしまわずに，さらにプラスチック針をねじ込むようにしてしっかりと根元まで差し込んでください（図-③）．輸血セットを接続した後，ライン内を血液で満たし，血液バッグを吊り下げて輸血実施の準備（図-④）をします．

点滴スタンドに血液バッグを吊り下げた状態で輸血セットのプラスチック針を差し込むことは避けてください．プラスチック針を差し込む操作の途中に生じた隙間から血液が漏れ出してくるおそれがあります．

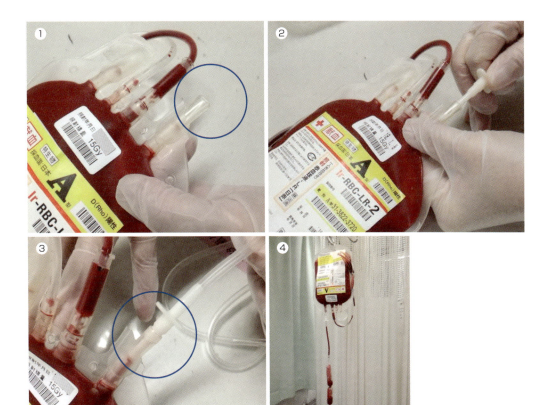

図 血液バッグへの輸血セット接続手順
①血液バッグの差し込み口（輸血口）を露出させる.
②血液バッグを水平に置いた状態で，輸血セットのプラスチック針を差し込む.
③輸血セットのプラスチック針を血液バッグに差し込む時は少し抵抗感があるが，プラスチック針をねじ込むようにしながら根元まで押し込む.
④輸血セットを接続した血液バッグを吊り下げて輸血実施の準備を行う.

Scene 3　輸血の実施

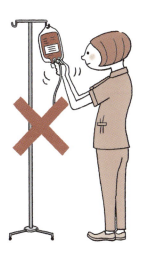

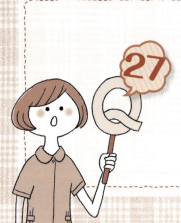

27 血管の細い患者さんには何G（ゲージ）の注射針を使えばいいの？

血管の細い患者さんへの輸血で，細い注射針を使いたいのですが，何G（ゲージ）であれば大丈夫でしょうか．

輸血セットを用いて自然滴下で輸血を実施する場合は，18〜20Gの注射針の使用が勧められますが，患者さんの血管の太さに応じて18〜24G前後までどの太さの注射針を使用しても安全に輸血を実施できます．ただし，シリンジポンプで輸血を注入する場合，23G，24Gの注射針では注入速度が速いと溶血を生じるおそれがあるので注意が必要です．

血管の太さに応じて18〜24G前後の注射針を使用します

　輸血を行う場合，注射針はある程度の内径の太さが必要であることから，20G以上（すなわち，20Gか18G）の注射針の使用が勧められています．しかし，実際には成人でも血管の細い患者さんに対しては22Gや23Gの注射針で輸血を行うことがあり，24Gの注射針でも問題なく安全に輸血を実施できます．留置針のサイズ別の輸血時の適応を**表**[4]に示します．一つの考え方として参考になると思います．

 表 輸血に推奨される留置針のサイズ（ゲージ）
（文献4より引用，筆者和訳）

留置針のサイズ （ゲージ；G）	輸血に関する臨床的適応
14, 16, 18	急速輸血に備えて用意しておく
20	通常の輸血での使用が望まれる （静脈の太さが問題なければ）
22	静脈の太さや患者の希望に応じて輸血時の使用可
24	（小血管での）輸血時に使用可

通常の輸血では18Gか20Gの注射針を使い，患者さんの血管が細い場合や患者さんが太い注射針（20G）の使用を希望されない場合には22Gの注射針で対応することになります．なお，表には23Gの記載がありませんが，24Gと同様の適応になると思います．

23G，24Gの注射針でのシリンジポンプを用いた輸血は注入速度に注意

　小児の患者さんで24Gの注射針でシリンジポンプを用いて輸血が行われることがあると思いますが，その場合，注入速度に注意が必要です．生後1カ月の児に24Gの注射針を通してかなりの圧をかけて55 mLの赤血球製剤を注入したために，1時間後に血色素尿が認められ，血漿中のヘモグロビン濃度が40 mg/dLに達したことから，輸血された赤血球の大部分が破壊されたと考えられる症例[4]の報告があります．また，0.25～1 mL/分の速度でシリンジを使って手動で輸血を注入した実験では，23Gと24Gの注射針で溶血を生じたとされています[5]．

輸血を自然滴下で行うのであれば，患者さんの血管が細い時は23Gや24Gの注射針を使用してもまったく問題ありません．しかし，大量出血の患者さんに対する緊急輸血で，シリンジを使ってポンピングしながら赤血球輸血を行うような時は，溶血が起こらないように18G以上の太さの留置針で血管確保する必要があります．また，輸液ポンプで輸血を行う場合にはポンプ用の輸血セットを使うことにも注意しましょう．

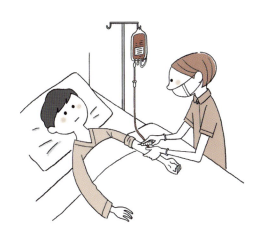

28 輸血はどのくらいの速度で滴下すればいいの？

輸血の滴下速度が速いと患者さんが心不全を起こすのではないかと心配になります．
どのくらいの滴下速度がよいのでしょうか．

輸血の滴下速度は，「成人では輸血開始から最初の10～15分間は1 mL/分，その後は患者の状況に応じて5 mL/分まで速度を上げることができる」，「うっ血性心不全が認められない低出生体重児では，1回の輸血量を10～20 mL/kgとして，1～2 mL/kg/時間の速度で輸血する」[6]とされています．

　赤十字血液センターから示されている輸血の滴下速度[6]は上記に示すとおりですが，大量出血などでは急速輸血が必要となります．参考までに，欧米のガイドライン[7]で提唱されている輸血の滴下速度・所要時間を表に示します．

　輸血速度が患者さんのバイタルサインに及ぼす影響を検討した報告[8]によると，通常の輸血で患者さんのバイタルサイン（体温，血圧，脈拍）に影響を及ぼさない合理的な輸血速度は，赤血球製剤：2～3 mL/分，血漿製剤・血小板製剤：7～10 mL/分とされています．

　この報告[8]では，大量輸血時に20 mL/分以上の速度で輸血を実施しても，患者さんのバイタルサインには影響がなかったとされています．しかし，急速な輸血により心臓へ還流する血液量

表 United Kingdom Blood Servicesが提唱する輸血の滴下速度・所要時間
（文献7より引用，筆者和訳）

輸血製剤の種類	輸血実施時の量・速度
赤血球製剤	・多くの患者では1バッグ（2単位）あたり90～120分で安全に実施することが可能 ・払い出された後，4時間以内に輸血を完了しなければならない ・大量出血時には急速輸血（5～10分）が必要である
血小板製剤	・成人患者に使用される血小板製剤は通常，30～60分で輸血する ・払い出されたらできるだけ速やかに使用する
新鮮凍結血漿	・通常，10～20 mL/kg/時間の速度で輸注される ・大量出血に伴う凝固異常の時は，治療のために上記速度よりも急速な輸注が必要になる ・大量に使用する時は，循環過負荷を防ぐために循環動態のモニタリングが必要である

が短時間に増大して心不全をきたすと，肺から心臓への血流が停滞して肺うっ血が起こり，その結果，肺静脈圧が高くなり肺胞内に血管内の水分が漏出して肺水腫が起こる可能性があるため注意が必要です．貧血の患者さんに30分で500 mLの輸血を行ったところ，肺水腫を生じて死亡した事例，腸閉塞後の貧血の患者さんに48時間の間に1,200 mLの輸血と1,800 mLの生理食塩液の輸液を行った結果，肺水腫により心停止をきたした症例が報告されています[9]．

肺水腫をきたすような循環過負荷を防ぐためには，輸血速度が2〜4 mL/kg/時より速くならないようにすることがあげられていて[10]，慢性貧血や心肺機能低下など輸血によって循環過負荷を生じるリスクがある患者さんに対しては緩徐な速度で輸血を実施することが必要です．

> 輸血開始から約30分間は，即時型の非溶血性輸血副作用が生じる可能性の高い時間帯です（☞ Question 39）．したがって，輸血開始直後は副作用の発生に注意しながら患者さんの状態を観察するために，ゆっくりした速度で輸血を滴下する必要があることを知っておきましょう．

事例に学ぶ ③

過去の経験から自己判断で輸血予定量を変更してしまった

■ **事例概要**

日勤看護師は，濃厚赤血球120 mLのバッグで25 mL/時間で4時間かけて100 mL投与する指示を受け，指示通りに輸液ポンプで開始した．引き継いだ準夜看護師は輸液ポンプの予定量終了アラームが鳴った時，以前医師がバッグ内の輸液量を把握しておらず，1バッグを投与すべきところ指示量が少なく，途中で変更した経験があったため，今回も，指示は100 mLだが正しくは1バッグ投与するものと思い込み，予定量を自己判断で変更し120 mL投与した．

☑ **この事例から学ぶこと**

準夜看護師の過去の経験に基づく思い込みだけが問題ではなく，「自分の思い込みが間違っている」と気づくことができる引き継ぎがなされていたかどうかが大事なところです．指示内容を共有するためには，申し送り時に口頭伝達だけでなく，「予定量100 mL」と記載した付箋を輸液ポンプに貼るなどの工夫が有効かもしれません．

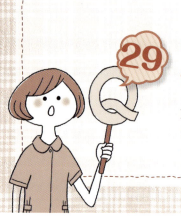

29 中心静脈ラインからの輸血では何に注意すればいいの？

末梢の輸血用ラインを確保するのが難しい患者さんで，主治医の指示で中心静脈ラインから輸血をすることになりました．どのような点に注意すればよいですか？

輸血は単独ラインで実施するのが原則ですが，やむをえず中心静脈ラインを使って輸血を実施する時（末梢の輸液ラインの場合も同様）は，輸液を一時中断して輸血の実施前に中心静脈ライン内を生理食塩液でフラッシュしてください．また，輸血が終了して輸液を再開する前にも中心静脈ライン内を再度，生理食塩液でフラッシュしてください．

血液製剤と輸液を混注すると，血液製剤が使用できなくなるおそれがあります

献血者から採血された血液が，凝固することなく血液成分の機能が保たれたまま血液製剤として使用できるのは，保存液（MAP液やACD-A液）が用いられているからです．そのため，血液製剤と他の輸液が同一ラインで混注されると，保存液の配合変化が起こり，血液製剤が使用できなくなります[6]．特に，一般的に使用されている輸液の多くにはカルシウムイオンが含まれており，カルシウムイオンを含有する輸液と血液製剤が混注されると血球や血漿成分が凝集・凝固してしまいます（図1）．また，ブドウ糖液と血液製剤が混注されると赤血球の凝集や溶血が起こること（図2），ビタミン剤と血液製剤を混注した時には赤血球製剤が変色することも知られています．

実際，中心静脈ラインの側管から血小板製剤10単位と薬剤が同時に投与されてしまったために，薬剤が血小板輸血のラインに逆流して血液バッグ内に凝集塊が生じた例[11]や，血小板輸血を行っている末梢の輸血ラインの側管からカルシウムを含む末梢静脈栄養用輸液の点滴が実施されたために，輸液が逆流して血液バッグのチューブ内に凝集物が形成された例[12]が報告されています．

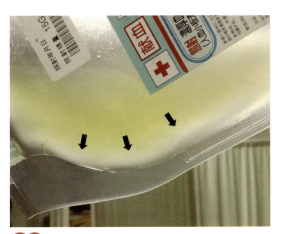

図1 血小板製剤とカルシウム含有輸液の混注
血小板製剤とカルシウムを含有する輸液の混注により，白色の凝集物が生じている（矢印）．

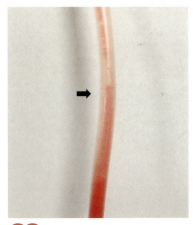

図2 赤血球製剤と5％ブドウ糖液の混注
溶血が生じ，ライン内の輸液が淡赤色を呈している（矢印）．

Scene 3 輸血の実施

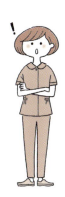

輸液と混注すると血液製剤が使えなくなったり，輸液ラインが詰まったりすることがあるのね

ケアにいかそう！

輸液のルート管理は看護師の重要な業務のひとつです．医師の指示に従って輸液を交換したり，輸液が予定よりも遅れがちになるのをなんとか調整したりと大変です．そんななかでさらに輸血の指示が出されると，「これ以上輸液の予定が遅れると困るから，輸血を同時に側管からゆっくり滴下しても大丈夫だろう」と思ってしまい，つい，中心静脈ラインや末梢輸液ラインの側管に血液製剤をつなげてしまいたくなりますが，それはダメです．

輸液と混注された血液製剤が使用できなくなるだけでなく，輸液ラインが詰まってしまってラインを交換しなければならなくなります．

輸血の指示が出された時は，輸血用のラインを確保するようにしてください．やむをえず輸液ラインを使用する場合は，輸血実施中はメインの輸液を中断する必要があるため，それを考慮して輸液指示を出してほしいことを主治医に伝えましょう．

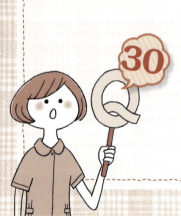

Q30 カリウム吸着フィルターって何ですか？

腎機能が低下している患者さんの輸血で「カリウム吸着フィルターを使用」との指示がありましたが，これはどのようなフィルターですか？

カリウム吸着フィルターは，イオン交換樹脂により赤血球製剤中の過剰なカリウムイオンをナトリウムイオンと交換することによって除去するフィルターです．未熟児や新生児，腎機能低下患者の輸血の際に用いられます．

カリウム吸着フィルターは高カリウム血症予防に用いられます

　カリウム吸着フィルターは，イオン交換樹脂により赤血球製剤中の過剰なカリウムイオンをナトリウムイオンと交換することによって除去するフィルターです（図）[13]．未熟児や新生児，腎機能が低下している患者さんではカリウムの排泄が低下しているため，このような受血者にカリウム値が上昇している可能性がある赤血球製剤を大量に輸血する場合にカリウム吸着フィルターを用いることで，輸血後の高カリウム血症を予防します．通常の輸血では使用する必要がありません．

放射線照射赤血球製剤の上清中のカリウム濃度は経時的に増加します

　放射線照射赤血球製剤では，保存経過中に上清中のカリウム濃度が増加します（表）[14]．そのため，新生児や腎機能低下の患者さんなどに赤血球輸血を行う時は，カリウム吸着フィルターの使用以外にも，放射線照射日を確認し，照射日からあまり日数が経っていない製剤を使用するなどの対応がなされることもあります．

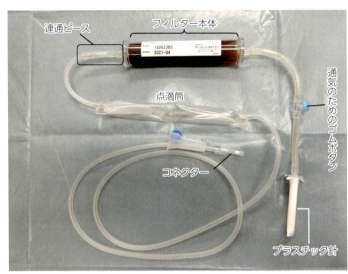
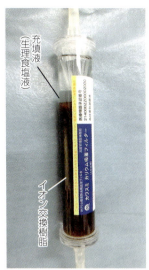

図 カリウム吸着フィルターとフィルター本体

表 放射線照射赤血球液の上清カリウム濃度の変化
（日本赤十字社 輸血用血液製剤資料表[14]より許諾を得て転載）

	1日目	7日目	14日目	21日目	28日目
上清カリウム 濃度(mEq/L)	1.7 ± 0.3	36.3 ± 4.8	49.5 ± 4.8	56.6 ± 4.6	60.3 ± 4.6

> **ケアにいかそう！**
>
> カリウム吸着フィルターの使用頻度はあまり高くありませんが，使用前にはフィルター内に生理食塩液を満たしておくなど準備が必要ですので，あらかじめ取扱説明書を確認しておき，正しく使用しましょう．カリウム吸着フィルター使用時は，輸血終了後にフィルター内の残留血液回収のために生理食塩液を滴下することは避けてください．せっかく吸着除去されたカリウムイオンがフィルターから溶け出してきてしまうおそれがあります．

事例に学ぶ④

輸血バッグの外観の異常に気づかず，細菌に汚染された輸血用血液製剤を輸血した

■ 事例概要

白血病患者に対する濃厚血小板（PC）輸血において，入庫したPCを2分割して1バッグを当日に使用した．残ったもう1バッグで翌日の輸血を実施したが，実施約30分後に輸血ポンプの閉塞アラームが鳴り，輸血バッグ内に凝集物を発見した．細菌培養検査を施行したところ，ブドウ球菌が検出された．

☑ この事例から学ぶこと

病棟や外来へ払い出された血液製剤の外観確認はとても重要（☞ Question 20）です．特に血小板製剤は20〜24℃と常温で保管されるため，献血時に細菌が混入した場合，保管期間中に増殖するおそれがあります．血液センターでは細菌汚染防止対策として，保存前白血球除去や初流血除去が行われていますが，それでも血小板輸血に関連した細菌感染の事例が発生しており[15]，2017年には3例の報告があります[16]．そのため，輸血開始に近い時点で製剤の外観確認を行うことと，輸血開始後に輸血フィルターをスムーズに通過しているかを確認することは大切です[15]．

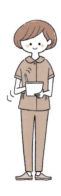

血液製剤の外観チェックを忘れないようにしなくっちゃ！

Scene
4

緊急輸血・大量輸血

31 救急搬送の患者さんの血液型は搬送元での検査でわかっているのに,なぜ再度調べるの?

救急搬送された患者さんの輸血で,搬送元の病院で血液型が判定されているのに,輸血部門から「当院の血液型検査での判定後に輸血を依頼してください」と言われました.なぜですか?

血液型検査は,患者間違いや検体取り違えによる誤判定のリスクがあり,前医(搬送元医療機関)で行われた血液型検査の結果が誤判定である可能性はゼロではありません.そのため,輸血を行う医療機関で再度血液型検査を実施するのが原則です.

血液型の誤判定による不適合輸血を防ぐため,自施設でも血液型検査を行います

　患者さんの救急搬送に際して,搬送元の医療機関から診療情報の提供と同時に,血液型検査の結果が伝えられる場合があるかもしれませんが,前医での血液型検査の結果はあくまでも参考情報です.

　血液型検査では,患者間違いや検体取り違えによって誤判定を生じるリスクがあり,前医(搬送元医療機関)で行われた血液型検査も誤判定である可能性は否定できません.もし,前医での血液型検査の結果が誤判定であった場合,自施設で血液型検査をせずに前医の情報だけで輸血を依頼・準備してしまうと,不適合輸血が起こります.そのような輸血過誤を防ぐために,患者さんが搬送された後は,手順どおりに輸血検査の検体を提出し,自施設で検査を行い,その結果に基づいて輸血を準備します.

　なお,搬送元の医療機関で緊急のO型赤血球輸血が行われていた場合,採血した輸血検査用検体には患者さん自身の血液とO型の輸血用血液が混ざった状態になっているので,患者さんの血液型を判定できません.このような場合は,O型赤血球製剤の輸血を継続せざるをえません.

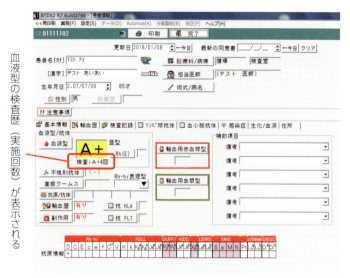

血液型の検査歴（実施回数）が表示される

図 輸血管理システムの輸血検査結果の表示例

輸血管理システムがあれば，自施設での検査履歴は確認できます

　通常，電子カルテやオーダリングシステムが稼働している医療機関では，輸血管理システムも導入されていますので，患者さんの血液型検査の結果は輸血管理システムに登録されます（図）．ヒューマンエラーを防ぐために，検査装置から輸血管理システムへ血液型検査結果が自動送信されることが一般的であるため，2回以上の血液型検査歴があるか，血液型が確定しているかが確認できます．輸血準備の際は，このデータに基づいて患者さんと同型の血液型の血液製剤が割り当てられます．

前医（搬送元）での血液型検査の結果はあくまでも参考情報ではありますが，搬送元からの情報を参考にして，輸血が必要になった時に備えて輸血部門に血液製剤の在庫を確認しておくことは，輸血を実施する可能性のある患者さんが救急搬送されているという情報を輸血部門と共有できる点で意義があるでしょう．

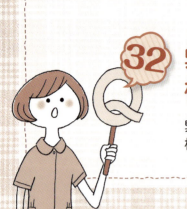

32 緊急時も血液型と交差適合試験の検体を別の時点で採血するの？

緊急時で検査も急いでいるので，血液型と交差適合試験の検体を同時に採取してもいいですか？

血液型と交差適合試験の検体を異なる時点で採取するのは，患者さんや検体の取り違えが起こらないようにダブルチェックをするためです．どうすればダブルチェックが可能かを考え，工夫しましょう．

　Question 7で解説したとおり，血液型検査と交差適合試験の検体を異なる時点で提出することは，患者さんや検体の取り違えを防ぐための「手段」であって，それ自体が「目的」ではありません．その点を勘違いして，「血液型検査と交差適合試験の検体を同時に採取して提出すると輸血検査技師さんに注意されるから，検体を同時に採取して，交差適合試験の検体は少し時間をおいてから提出しよう」などと考えていたとしたら，それは危険な間違いです．

　血液型と交差適合試験の検体は別の異なる時点で採取し，交差適合試験の検体を用いて血液型をダブルチェックすることによって誤判定を防いでいるということをまずきちんと認識しましょう．この認識が不十分なままであれば，いくら採血の手順を決めても正しく実施されず，実効性のないものになってしまいます．

　緊急時に，血液型と交差適合試験の検体を別の時点で採取するためには，患者さんの血液型が不明でO型赤血球製剤の輸血が実施される場合を想定して，たとえば以下のような方法が考えられます．

- **1回目**：患者さんが救急外来に到着した時点でただちに血液型検査用の採血を行い，輸血部門へ検体を提出する．
- **2回目**：緊急で払い出されたO型赤血球製剤を輸血ルートに接続する直前に，交差適合試験の採血を行い，輸血部門へ検体を提出する．

　血液型のダブルチェックは，血液型の誤判定による不適合輸血というリスクから患者さんを守るためだけでなく，採血を担当する看護師の皆さんが不適合輸血の当事者にならないよう自分自身を守るためにも重要です．各病院の実情に応じて，ダブルチェックができる適切な方法を考えてみてください．

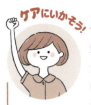

緊急時で慌ただしい時こそミスが起きやすいものです．患者さんや検体の取り違えが起こらないように注意しましょう．医師が慌てて血液型検査と交差適合試験を同時にオーダーしても，同時採血のリスクを看護師が認識して，「採血した血液を血液型検査と交差適合試験の採血管に分注しない」などルールを徹底することが大切です．

Scene 4

緊急輸血・大量輸血

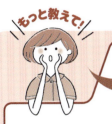

⑪ 緊急輸血時にはなぜ混乱が生じやすいの？

　緊急輸血の現場では，スタッフが各自の判断で別々に行動してしまうことによってさらなる混乱を招いてしまう場合が多いようです．たとえば，以下のような「緊急輸血の"あるある"」に皆さんも遭遇したことはありませんか？

- 医師が「輸血を急いでくれ！」と叫んだのを聞いて，若手医師2名が別々に電子カルテで輸血をオーダーしたために，輸血部門に立て続けにオーダーが届き，輸血検査技師が「そんなに大出血が起こっているのか！　在庫血が足りない！」とパニックになった．
- 「輸血を大至急払い出してほしい」との連絡があったので輸血検査技師が大急ぎで血液製剤を搬送したら，現場にはその前に払い出された製剤がまだ残っていた．
- 「輸血の準備はまだか？」と言いながら医師が処置を行っているなか，気を利かせた看護師2人が「自分が輸血の準備状況を確認しよう」と，別々に輸血部門へ問い合わせの電話をした．そのため，輸血検査技師は同じ内容の問い合わせ電話に二度対応し，そのたびに輸血検査の作業を一時中断しなくてはならず準備が遅れた．

　緊急輸血が必要な状況下で，輸血の依頼や血液製剤の受け取りがバラバラに行われてしまうと，「どの製剤が何単位オーダーされていて，そのうちの何単位が現場に届いているのか」，「現場に届いた血液製剤のうち，使用されたのは何単位で，残りは何単位なのか」などがわからなくなり，結果として必要以上に多く払い出された血液製剤が現場に置かれたままで使用されず，温度管理不備のため廃棄になってしまうことも起こりかねません．
　輸血の準備状況を輸血部門に問い合わせる際も，たとえば時間外で当直の検査技師が1人だけの場合，緊急検査や輸血検査，血液製剤の準備に追われているなか，電話のたびに作業の手を止めなくてはならず，かえって準備を遅らせてしまっているかもしれません．
　このような緊急時の混乱を避けるためには，現場全体を取りまとめる指揮者が必要です．「危機的出血の対応ガイドライン」[1]でも，危機的出血発生時には統括指揮者（コマンダー）の決定が求められています．

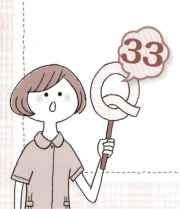

33 緊急輸血でO型の赤血球製剤が使われるのはなぜ？

緊急搬送された患者さんで，血液型検査を行う時間的余裕がないためO型の赤血球製剤がオーダーされました．なぜO型なのですか？

O型赤血球はA抗原もB抗原ももっていません．そのため，緊急時かつ患者さんの血液型が不明な状況では，患者さんの血液型が何型であっても患者さんの血漿中の抗A，抗B抗体と反応しないO型の赤血球製剤が選択されます．

患者さんの血液型が何型であっても，抗体と反応しない血液型がO型です

　緊急時，患者さんの血液型が不明で，交差適合試験が未実施でも使用可能な赤血球製剤とは，患者さんの血液型がABO血液型のいずれであっても患者さんの血漿中の抗A，抗B抗体と反応しない血液型の赤血球製剤ということになります．

　A抗原もB抗原ももっていないO型赤血球は，患者さんが何型であっても，つまり，抗A，抗B抗体のいずれの抗体が血漿中に存在していても反応しないので，赤血球が抗体によって壊される溶血性副作用は起こりません．そのため，緊急時にはO型の赤血球製剤が使われます．「でも，O型の人の血液には抗A抗体と抗B抗体があるから，O型の赤血球製剤を輸血すると患者さんの赤血球のA抗原やB抗原と反応するのでは？」と思われるかもしれませんが，赤血球製剤は献血血液から血漿成分の大部分が除去された後の赤血球層に赤血球保存液を加えて製造されたものであるため，血漿成分が除去された赤血球製剤には抗A抗体も抗B抗体もほとんど含まれていないと考えてかまいません．

　輸血療法の実施に関する指針[2)]の「緊急時の輸血」の項目においても，「血液型が確定できない場合のO型赤血球の使用」として，「出血性ショックのため，患者のABO血液型を判定する時間的余裕がない場合，緊急時に血液型判定用試薬がない場合，あるいは血液型判定が困難な場合は，例外的に交差適合試験未実施のO型赤血球濃厚液を使用する（全血は不可）．なお，緊急時であっても，原則として放射線照射血液製剤を使用する」と記載されています．これは，ABO血液型の原則（⇒Question 3）に基づく考え方です．

新鮮凍結血漿では抗A・抗B抗体が含まれない製剤を選びます

では，新鮮凍結血漿の場合はどうでしょうか．患者さんの血液型が何型であっても，新鮮凍結血漿に抗Aや抗B抗体が含まれていなければ，患者さんの赤血球は壊されないことになります．すなわち，AB型の新鮮凍結血漿を使えばよいことがわかります．逆にO型の新鮮凍結血漿には抗Aと抗Bの両方の抗体が含まれているので，O型以外の血液型の患者さんに投与されると溶血を起こすおそれがあります．

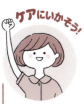

緊急輸血が必要となった時には，単に医師の指示に従うのではなく，「なぜ，この血液型の血液製剤が選択されたのか」まで理解して準備を進めることができれば，血液製剤の取り違えを防ぐことができ，よりよい輸血ケアの実践につながります．「ABO血液型の原則」を再確認しておきましょう．

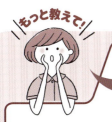

⑫ 緊急時，届くまでに時間がかかる輸血用血液製剤は？

　血液センターには緊急時に備えて，赤血球製剤，新鮮凍結血漿が備蓄されています．医療機関の在庫血が足りなくなった時は，各地域の血液センターから必要な血液製剤が搬送されます．

　しかし，血小板製剤は医療機関の需要に応じて採血される予約製剤であり，有効期間も4日間と短く（ Question 12），地域の血液センターには備蓄されていません．

　緊急で血小板製剤が必要になった時は，まずブロックセンター（ もっと教えて！⑩）からブロック内の各地の血液センターを経由して地域の事業所や出張所へ搬送され，医療機関へ供給されることになります．ブロックセンターから医療機関へ血小板製剤が届くまでには，3～5時間くらい要することがあります．

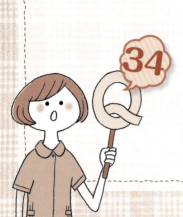

34 大量出血時の輸血で輸血用血液製剤の認証確認を行う余裕がない時はどうすればいいの？

大量出血の患者さんに次々と輸血を実施するため，電子カルテや携帯端末で血液製剤の認証確認を行う余裕がありません！

緊急時で，電子カルテや携帯端末で血液製剤の認証確認を行う時間的余裕がない場合は，事後に対応せざるをえませんが，「正しい患者」か，「正しい血液」かはいかなる状況でも確認しなければいけません．緊急時に輸血実施前の確認をどのような方法で行うかを検討し，院内の対応手順を決めておきましょう．

緊急時の手順をあらかじめ決めておきましょう

平常時，緊急時問わず，安全な輸血を行うためには以下の三点[3,4]が重要です．

- Right patient 正しい患者
- Right blood 　正しい血液（血液製剤）
- Right care 　　正しいケア

「正しい患者」，「正しい血液」を確認するための方法として，電子カルテや携帯端末を使った輸血認証が行われていますが，大量出血の患者さんに次々と輸血を急速滴下で実施している状況下での認証操作は，「早く輸血を準備しないといけない」という焦りから逆に間違いが起こるおそれがあります．実際，輸血認証操作の際に血液製剤の取り違えを警告するエラーメッセージが表示されていたにもかかわらず，機器の故障と思い込み，間違った輸血が実施された事例が報告されています（⇒ Question 23）．

輸血を安全に行うためには，「正しい患者（輸血を受ける患者さん本人に間違いないこと）」，「正しい血液（血液製剤がその患者さんに割り当てられたもので間違いないこと）」を確認しなければいけません．緊急時で電子カルテや携帯端末を使った認証を行う時間的余裕がない時に，輸血実施前の確認をどのような方法で行えばよいのかを検討し，院内の対応手順を決めておくことが必要です．たとえば，「緊急時の輸血は紙の伝票で対応する」など，あらかじめ手順が決められている医療機関もあります．伝票対応の場合には，2名で血液製剤と輸血伝票の読み合わせを行い，輸血を行う患者さんと，使用する血液製剤に間違いないことを確認します．電子カルテ

の輸血実施記録の作成や診療報酬請求には電子カルテの輸血認証が必要ですから，使用後の血液バッグは廃棄せずに保管し，緊急輸血の状況が落ち着いてから輸血認証を行います．

▎「緊急時の手順」は決めるだけではなく，スタッフ全員に周知させることが大切

　輸血業務に限らず，「緊急時の手順」を平常時の手順とは別に取り決めると，通常とは異なる慣れない手順であるため，かえって業務が混乱しかねません．そのため，たとえば「緊急時の輸血では，電子カルテや携帯端末の認証を後回しにし，伝票で輸血の読み合わせ確認を行う」というルールを決めたならば，まずそのルールをスタッフに周知させることが重要です．緊急輸血のシミュレーション研修などの機会に，緊急時の対応手順を再確認するとよいかもしれません．

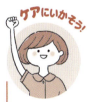

　緊急時は，血液製剤の受け取りや認証確認を担当する看護師を決めておくほうがよいでしょう．状況が刻々と変わっていくなかで複数の看護師がそれぞれ対応していると，「輸血は何単位依頼されているのか」，「現場には輸血が何単位届けられているのか」といった状況を正確に把握できなくなり，混乱が生じるおそれがあるためです（☞もっと教えて！⑪）．

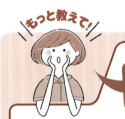

⑬ 大量輸血プロトコール（MTP）って何？

　大量輸血プロトコール（massive transfusion protocol，MTP）とは，重症外傷患者に対して，あらかじめ決められた単位数（一定比率）がセットで準備された赤血球製剤（RBC），新鮮凍結血漿（FFP）を先制的に投与するものです．外傷患者では受傷後から凝固異常が生じているため，早期からFFPの投与が必要であるとの考えに基づいています．これに血小板製剤（PC）も加えて，FFP10単位：PC10単位：RBC10単位の1：1：1比率や1：1：2比率も提唱されていますが，有効性について現在さまざまな検証がなされているところです．

35 AB型の患者さんの輸血で在庫血が不足した時，O型ではなくA型の赤血球製剤が依頼されたのはなぜですか？

AB型の患者さんの術中大量出血で，AB型赤血球製剤の在庫が足りなくなり，麻酔科医がA型赤血球製剤をオーダーしました．でも緊急時は「O型」赤血球製剤を使用するはず……．

患者さんの血液型判定が困難な場合にはO型赤血球製剤を使用しますが，患者さんの血液型が確定している場合には，異型適合血（血液型は異なるが適合である赤血球）を使用します．AB型の場合は，A型またはB型が第一選択となり，どちらも入手できない場合にO型を選択します．

　本例のように，患者さんの血液型が確定している場合でも，大量出血が起こり輸血部門の在庫血が不足して同型血の輸血が間に合わない事態が発生することがあります．このような時には救命のために，「患者さんの血液型と異なるけれども，赤血球が壊される副作用が起こらない（適合である）血液型」（異型適合血）の血液製剤を使います．これが「異型適合血輸血」です．

　Question 33では，「緊急時にはO型赤血球製剤が第一選択になる」と述べましたが，これは「患者さんの血液型が不明の場合」の異型適合血輸血です．本例は血液型がAB型であることが確定しているので，AB型の患者さんにとっての「異型適合血」を選ぶことになります．

　Question 3で学んだ「ABO血液型の原則」をもう一度確認しましょう．Question 3の表のとおり，AB型の患者さんは血漿中に抗A，抗B抗体のいずれも存在しません．つまり，どの血液型の赤血球製剤が輸血されても，抗体によって赤血球が壊されることはないということがわかります．したがって，AB型の患者さんにA型赤血球製剤を輸血することは可能です．

表1 患者血液型が確定している場合の赤血球製剤の選択（文献2より引用）

患者ABO血液型	異型であるが適合である赤血球
O	なし
A	○
B	○
AB	A型もしくはB型を第一選択とし，どちらも入手できない場合にO型を選択する

「輸血療法の実施に関する指針」[2)]の「救命処置としての輸血」の項目においても,「出血性ショックを含む大量出血時では, 時に同型赤血球輸血だけでは対応できないこともある. そのような場合には救命を第一として考え, O型赤血球を含む血液型は異なるが, 適合である赤血球（異型適合血）を使用する」と記載され, 患者血液型が確定している場合の赤血球製剤の選択は**表1**のように示されています.

ケアにいかそう!

電子カルテや携帯端末で輸血の認証を行う時に, 異型適合血輸血であれば,「△；血液型が異なります」などの警告が表示されます. この警告に驚いて「輸血ができない！」と思ってしまっては困りますし,「医師に輸血を指示されたから」と警告表示の内容をよく確認せず認証操作を進めてしまうのも適切な対応ではありません. "これは患者さんの血液型とは違っているけれど, 緊急時に適合血として輸血が可能な血液型の血液製剤だ"と理解したうえで輸血を行うことが大切です.

もっと教えて!

⑭「危機的出血の対応ガイドライン」って何ですか？

手術関連死亡の多くは大量出血が影響していることから, 大出血で危機的状況にある患者さんを救命するために統括指揮者（コマンダー）をおき, 院内各部門が協力して対応するためのガイドライン[1)]です. 輸血については, 赤血球製剤以外の血液製剤も含めて**表2**のような緊急時の異型適合血が示されています.

表2を見ると, A型の患者さんの新鮮凍結血漿と血小板製剤の選択順位がA＞AB＞Bとなっています. これは, 緊急時でA型やAB型の製剤が入手できない時は救命のための血液成分の補充を優先して, やむをえずB型の製剤を使用するということです. 他の血液型の場合についても同様に選択順位が設定されています.

表2 緊急時の適合血の選択（文献1より引用）

患者血液型	赤血球濃厚液	新鮮凍結血漿	血小板濃厚液
A	A＞O	A＞AB＞B	A＞AB＞B
B	B＞O	B＞AB＞A	B＞AB＞A
AB	AB＞A=B＞O	AB＞A=B	AB＞A=B
O	Oのみ	全型適合	全型適合

異型適合血を使用した場合は投与後の溶血反応に注意する.

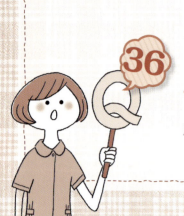

36 「クリオプレシピテート」って何ですか？

産科の大量出血でなかなか止血できず，主治医から「クリオプレシピテート」を指示されたのですが，これは何ですか？

クリオプレシピテートとは，新鮮凍結血漿（FFP）に含まれる凝固因子成分を濃縮したものです．産科大量出血や心臓外科の大血管手術，外傷などで生じる低フィブリノゲン血症による止血困難例に有効です．

クリオプレシピテートは凝固因子補充時の容量負荷を大幅に軽減できます

　大量出血が起こると赤血球輸血が必要になります．しかし，出血によって赤血球だけでなく凝固因子も失われている状況で赤血球製剤の高単位輸血が行われると，凝固因子の濃度が希釈されてさらに低下してしまい，止血困難な状態に陥ります．これを「希釈性凝固障害」といいます．こうなると外科的な処置だけでは止血できず，創部から血液が滲み出てくるような状態になります．そこで，凝固因子補充のために新鮮凍結血漿（FFP）が投与され，大量出血時には高容量のFFPが必要になります．しかし，FFPを大量投与すると，今度は肺うっ血などの合併症のリスクが高まってしまいます．クリオプレシピテートはこのような時に投与されます．

　FFPを4℃で24時間かけてゆっくり融解すると析出してくる白色の浮遊物がクリオプレシピテートです（図-①）．クリオプレシピテートにはフィブリノゲンをはじめとする凝固因子が多量に含まれています．

　クリオプレシピテートはFFPに比べてかなり容量が少ないので（FFP 480 mL，クリオプレシピテート約30 mL），凝固因子を補充する時の容量負荷を大幅に軽減できるという大きなメリットがあります．また容量が約30 mLと少ないため，短時間で融解できて速やかに投与することが可能です．

　クリオプレシピテートを輸注すると，凝固因子，特にフィブリノゲンの濃度が一気に上昇するため，産科大量出血や心臓外科の大血管手術，外傷などで生じる低フィブリノゲン血症による止血困難例に対して投与されます．

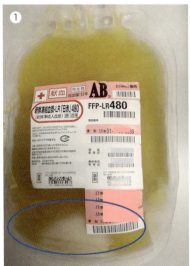
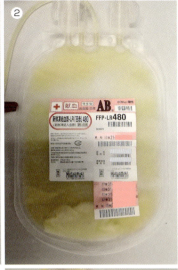
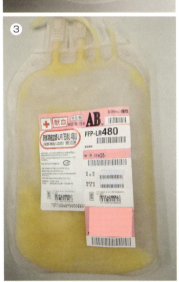

図 クリオプレシピテート
①析出したクリオプレシピテート．4℃で24時間かけて融解したFFPバッグを遠心すると，製剤バッグの底部にクリオプレシピテートが凝集する．
②①の上清を除去した状態．遠心後のFFPバッグの上清を除去し，クリオプレシピテートを濃縮する．
③凍結保存された状態のクリオプレシピテート．調製後はFFP専用の冷凍庫で保管する．

クリオプレシピテートは輸血部門で院内調製されています

　クリオプレシピテートは血液センターからは供給されません．大量出血時の凝固因子補充のための使用に備えて，輸血部門でFFP-LR-480を使って院内調製されています．FFP製剤バッグを遠心して上清を除去してクリオプレシピテートを濃縮し（図-②），FFP専用の冷凍庫で凍結保管します（図-③）．

　クリオプレシピテートの調製には2日を要し，大量出血の患者さんが搬送されてきてから調製を開始しても間に合わないため，事前に，つまり使用する患者さんの血液型がわからない状況で

調製を行うことになります．そこで，使用頻度の低い施設などでは異型適合血輸血（☞ Question 33, 35）の考え方に基づいて，どの血液型でも対応できるようにAB型のFFPを用いてクリオプレシピテートを調製します．ABOそれぞれの血液型のクリオプレシピテートを準備すると，製剤の期限切れにより廃棄となる製剤も増えるため，廃棄を最小限に留めるためにもAB型での調製が効率的といえます．

クリオプレシピテートを使用する時は，一気に凝固因子の濃度を高くして止血効果を得るために急速輸注が必要です．したがって，通常の輸血時のように滴下速度を5 mL/分などに設定せず，クレンメを全開にして急速滴下します．あるいは，血液バッグの中のクリオプレシピテートをシリンジで吸引回収して点滴ルートの側管から輸注する方法もあります．

創部からの出血の状況を直接，あるいはモニター画面で見る機会があれば，クリオプレシピテート投与後の血液の性状の変化がわかると思います．凝固因子が欠乏しているために水のようにサラサラとした状態でまったく固まる気配の見えなかった血液が，投与後は徐々に粘性を帯びてくるようになります．

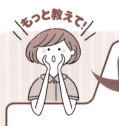

⑮ 大量出血時にフィブリノゲンを測定するのはなぜ？

血液の凝固には内因系と外因系という2つの経路がありますが，血液の凝固はフィブリノゲンがトロンビンによってフィブリンに変換されることで完了します．つまり，凝固反応（カスケード）の最終段階にかかわる因子であるフィブリノゲンが欠乏すると，血液はまったく凝固しないことになります．また，各凝固因子には止血効果を得るために最低限必要な濃度がありますが，大量出血が起こるとフィブリノゲンは止血効果が得られる血中濃度を早期に下回ってしまうことが知られています[5]．そのため，大量出血が起こった時は凝固因子を補充しながらフィブリノゲン値を測定して，止血効果が得られるところまでデータが改善したかどうかを確認する必要があるのです．

Scene
5

輸血開始後の
患者観察・輸血副作用

37 輸血後，患者さんのどのような症状に注意して観察すればいいの？

輸血後の患者さんが副作用を起こしていないか観察するように言われましたが，注意すべき症状を教えてください．

輸血の副作用は「溶血性輸血副作用」と「非溶血性輸血副作用」に大きく分けられ，じんま疹，アナフィラキシー・ショック，アナフィラキシー，呼吸困難，発熱，血圧低下などの非溶血性輸血副作用が全副作用・感染症報告の9割以上を占めています．

輸血副作用の9割を占める「非溶血性輸血副作用」

　輸血の副作用は，輸血された赤血球の膜が破壊されて起こる「溶血性輸血副作用」と，それ以外の「非溶血性輸血副作用」に大きく分けられ，それぞれがさらに発症時期や機序によって分類されます（図）．

　2017年の1年間に，医療機関において輸血による副作用・感染症が疑われて赤十字血液センターに報告された症例のほとんど（93.4％）が非溶血性輸血副作用でした[1]．非溶血性輸血副作用を症状別にみると，軽症のアレルギー反応（発熱反応とじんま疹等）の割合は44.1％，重篤なアレルギー反応（アナフィラキシー，アナフィラキシー・ショック，血圧低下等）の割合は32.5％をこえていることから[1]，非溶血性副作用のなかでも免疫学的機序による副作用が多くを占めていることがわかります．

「溶血性輸血副作用」は重篤な副作用

　溶血性輸血副作用は輸血後に赤血球が破壊されて溶血をきたし赤褐色尿が認められる重篤な副作用です．「即時型（急性）溶血性副作用」でもっとも注意しなければならないのが，血液バッグの取り違えや患者さんの間違いが原因で起こるABO不適合輸血です．ABO不適合輸血では，尿の色調異常だけでなく，輸血開始後5分以内に生じる即時型（急性）の副作用として，発熱や呼吸苦，動悸などの症状がみられます．また，機械的・物理的要因も即時型（急性）溶血性副作

溶血性輸血副作用	非溶血性輸血副作用
即時型（急性）副作用 ・24 時間以内に発生 ・ABO 不適合輸血 ・機械的，物理的要因による溶血	**免疫学的機序による副作用** ・輸血後のアレルギー反応 ・輸血関連急性肺障害（TRALI） ・輸血後移植片対宿主病（GVHD）など
遅発型副作用 ・1 日〜数週間以内に発生 ・不規則抗体による溶血 　過去の輸血の免疫刺激に対する 　二次応答によって溶血が起こる	**非免疫学的機序による副作用** ・輸血関連循環過負荷（TACO） ・輸血後感染症 　（輸血後肝炎，輸血後細菌感染症など） ・輸血後鉄過剰症　など

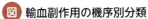 **輸血副作用の機序別分類**

TRALI（非心原性）とTACO（心原性）は発症機序が異なるが，ともに呼吸困難，肺うっ血（肺水腫）の所見を呈するため鑑別は困難である．血液センターでの評価によってTACOと判定されることが多くなっている．

用の原因になる場合があります．ポンピング操作で急速輸血を行う時の輸血ルート内の加圧の影響による溶血，赤血球製剤を室温で長時間放置し赤血球の品質が低下したことによる溶血などです．このような機械的・物理的要因による溶血性輸血副作用防止の観点からも，製剤の取り扱いには注意が必要です．

「遅発型溶血性副作用」は不規則抗体が原因で起こります．過去の赤血球輸血で患者さんが保有しない赤血球抗原の免疫刺激を受けて不規則抗体が産生された後，2回目以降の輸血で再度，以前に免疫刺激を受けた時と同じ抗原をもつ赤血球が輸血されると，その抗原の刺激による二次免疫応答で，輸血後3〜14日に不規則抗体が増加し溶血が起こると考えられています．初回輸血後の不規則抗体の抗体価が低いために輸血前の検査では検出感度以下であった場合でも，2回目以降の輸血の免疫刺激で不規則抗体が増加して遅発型の溶血が起こることがあります．

今は，外来で輸血を受ける患者さんが多いため，帰宅後に患者さんが血色素尿に気づき，遅発型溶血性副作用の発生が判明することもあります．外来で輸血を実施する時は，患者さんに帰宅後の注意事項としてあらかじめ説明しておくとよいでしょう．

遅発型溶血性副作用の典型例とは異なりますが，救急搬送されて緊急輸血が必要な患者さんの輸血検査で不規則抗体が陽性と判明しても，不規則抗体の同定検査は間に合わないため，やむをえず交差適合試験の目視判定で「凝集反応が弱い（不規則抗体による溶血性副作用の起こる可能性が低いと考えられる）」と判断された血液製剤が使用される場合があります．このような時には尿の色調異常の有無など輸血後の患者さんの状態を観察して，不規則抗体による溶血性副作用の発生の有無を確認することが大切です．

表1 輸血副作用の症状項目
（日本輸血・細胞治療学会「輸血副作用の症状項目」[2] より許諾を得て転載，一部改変）

① 発熱（≧38℃，輸血前値から≧1℃上昇）
② 悪寒・戦慄
③ 熱感・ほてり
④ 掻痒感・かゆみ
⑤ 発赤・顔面紅潮
⑥ 発疹・じんま疹
⑦ 呼吸困難（チアノーゼ，喘鳴，呼吸状態悪化等）
⑧ 嘔気・嘔吐
⑨ 胸痛・腹痛・腰背部痛
⑩ 頭痛・頭重感
⑪ 血圧低下（収縮期血圧≧30 mmHgの低下）
⑫ 血圧上昇（収縮期血圧≧30 mmHg の上昇）
⑬ 動悸・頻脈（成人：100回/分以上）
⑭ 血管痛
⑮ 意識障害
⑯ 赤褐色尿（血色素尿）
⑰ その他

赤字は重症副作用の可能性が高く，詳細を確認する．

輸血副作用を早期に発見するために

　輸血副作用の症状は，**表1**[2]に示す17項目が一般的な基準として用いられています．これらの症状から輸血副作用を診断するためには「輸血副作用の診断項目表」（**表2**）[3]が役に立ちます．輸血副作用の症状は多様ですが，たとえば，「発熱」は発熱性非溶血性副作用（いわゆる発熱反応．非溶血性輸血副作用の10％程度を占める[1]）であることが多いですが，**表2**でも示されているように，発熱は溶血性副作用，細菌感染症などでもみられるため注意が必要です．また，「呼吸困難」は発症時間によって原因が異なります．輸血開始後30分以内の呼吸困難は重症のアレルギー反応が疑われ，アレルギー反応による喉頭浮腫のために気道狭窄が生じていれば迅速な対処が求められます．輸血中あるいは輸血後数時間～6時間以内に生じた呼吸困難であれば，TRALIやTACOが疑われます．

　発熱や呼吸困難といった一見ありふれた症状に重篤な輸血副作用が隠れている場合があるため，患者さんの変化や発症時間を注意深く観察し，悪化していないか，随伴症状がないかを確認しましょう．

表2 輸血副作用の診断項目表
(日本輸血・細胞治療学会「輸血副作用の診断項目表」[3] より許諾を得て転載,一部改変)

	アレルギー反応(重症)	TRALI	輸血関連循環過負荷(TACO)	輸血後GVHD	輸血後紫斑病(PTP)	急性溶血性	遅延性溶血性	細菌感染症
発熱						■必須	■必須	■必須
悪寒・戦慄								
熱感・ほてり								
掻痒感・かゆみ	□随伴							
発赤・顔面紅潮	□随伴							
発疹・じんま疹	□随伴							
呼吸困難	□随伴	■必須						
嘔気・嘔吐								
胸痛・腹痛・腰背部痛								
頭痛・頭重感								
血圧低下	■必須							
血圧上昇								
動悸・頻脈								
血管痛								
意識障害								
赤褐色尿(血色素尿)								
その他					(出血斑)			
発症時間の目安(輸血開始後)	24時間以内	6時間以内	6時間以内	1〜6週間	5〜12日	24時間以内	1〜28日以内	4時間以内

■:必須項目　□:随伴項目

ケアにいかそう！
輸血後のアレルギー反応は,じんま疹など軽症のものが多いと思われがちですが,重篤なアレルギー反応の発生頻度も決して低くはありません.表1,2を参考に輸血後の患者さんの状態を注意深く観察しましょう.

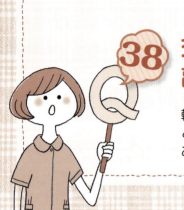

38 交差適合試験が「適合」でも副作用が起きることがあるの？

輸血後の患者さんに発熱がみられます．交差適合試験が「適合」となった赤血球製剤が輸血されていても副作用が起きることはあるのですか？

交差適合試験結果の「適合」は，「赤血球製剤の輸血時に溶血性副作用が起こるおそれがない」ことを意味していますから，交差適合試験で「適合」であっても，発熱やアレルギー反応などの「非溶血性副作用」を生じるおそれがあります．また，交差適合試験にも検出限界があり，不規則抗体が存在していても，抗体価が低いために検出されず，遅発型溶血性副作用が起きる場合があります．

交差適合試験によって「非溶血性副作用」を防ぐことはできません

　交差適合試験は，輸血用赤血球と患者さんの血清（血漿）の反応を調べる検査です（☞Question 5）．この検査では，「ABO血液型が適合しているかどうか」と「患者さんの血液中に，輸血用赤血球と反応する可能性のある不規則抗体が存在していないかどうか」を調べています．

　発熱性副作用や輸血関連急性肺障害（TRALI）の発症には抗白血球抗体がかかわっていると考えられていますが，赤血球輸血の適合性を調べる交差適合試験では抗白血球抗体について調べることができません．また，アレルギー反応はIgE抗体が関与していると考えられますが，IgE抗体は赤血球の抗原に対する不規則抗体ではないため，同じく交差適合試験で調べることができません．

　つまり，交差適合試験結果の「適合」は「赤血球製剤の輸血時に溶血性副作用が起こるおそれがない」ということを意味しており，発熱やアレルギー反応など，発生頻度がもっとも高い「非溶血性副作用」が起こる可能性の有無は判断できないのです．それぞれの輸血検査が何を調べているのかを知っておく必要があります．

交差適合試験にも限界があります

　交差適合試験自体にも限界があります．過去に患者さんが輸血を受けた時に産生された不規則抗体の抗体価が低ければ，交差適合試験で不規則抗体が検出されないことがあるのです．そのため，本来は不規則抗体が存在しているにもかかわらず交差適合試験で「適合」と判定され，赤血球輸血が実施されたことによって，遅発型溶血性副作用（→ Question 37）が起こる場合があります．輸血検査にも「検出限界」があることを理解しましょう．

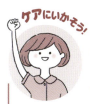
「交差適合試験が適合であれば輸血副作用は起こらないだろう」と安心してはいけません．輸血前の検査で副作用を100％防ぐことはできないことを理解して，輸血開始後の患者さんの状態を注意深く観察するようにしてください．

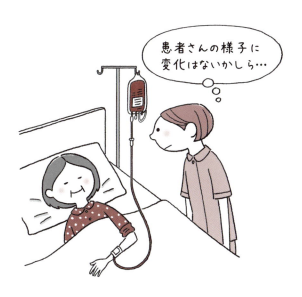

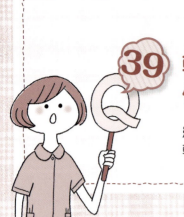

39 輸血副作用は，輸血開始から何分後に発現するの？

患者さんが輸血副作用を起こさないか観察しているのですが，輸血開始から何分（何時間）ほど観察すればよいのでしょう．

発生頻度が高い非溶血性副作用は輸血開始数分後〜30分以内に発生する可能性が高いため，輸血開始から30分は特に注意深く患者さんの状態を観察しましょう．しかし，輸血開始直後や輸血24時間以降に副作用が発生する場合もありますから，30分経過後も油断してはいけません．

重篤な非溶血性副作用は輸血開始後30分以内に多く発現します

　輸血副作用のなかでもっとも発生頻度が高い非溶血性副作用の各症状の発現時間を図に示します．血圧低下は輸血開始後10分以内に，アナフィラキシーや呼吸困難は輸血開始後30〜60分前後に多く起こっており，輸血開始後30分は特に注意して患者さんの状態を観察しなければならないことがわかります．実際，輸血副作用の観察では，輸血開始後5分間はベッドサイドで患者さんの状態を観察し，さらに15分後に患者さんの状態を再度観察しているという方が多いのではないでしょうか．

輸血開始後30分〜24時間以降に発現する副作用にも注意

　しかし，「輸血開始後30分経って副作用が起こらなかったから大丈夫だろう」と油断してはいけません．図をよく見ると，発熱反応やじんま疹，アナフィラキシーなどのアレルギー反応の発現時間は，輸血開始直後から輸血終了後3時間程度までと幅があります．また，呼吸困難を生じる重篤な副作用である輸血関連急性肺障害（TRALI）や輸血関連循環過負荷（TACO）は，輸血中よりも輸血開始後2時間程度経過した頃に起こることが多いため，輸血後の入院患者さんの状態を観察する時には，呼吸困難の訴えがないかどうか注意しておく必要があります．さらに，輸血後24時間以上経過してから起こる遅発型溶血性副作用にも注意が必要です（Question 37）．

非溶血性副作用発現時間（輸血開始後）		
副作用症状別に輸血開始から副作用発現までの時間を割合で示しました．副作用は輸血開始直後ばかりでなく，輸血中，輸血終了後にも発現しています．輸血開始直後，輸血中及び輸血終了後も患者さんの様子を適宜観察するように努めてください．	じんま疹等 458 件 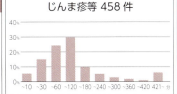	発熱反応 175 件 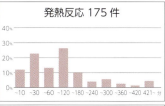
血圧低下 67 件 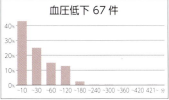	アナフィラキシー 248 件 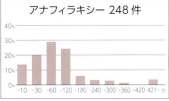	アナフィラキシーショック 307 件 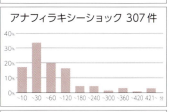
呼吸困難 133 件 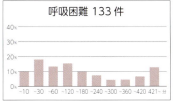	TRALI 13 件 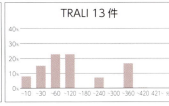	TACO 44 件 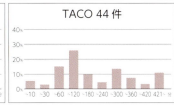

図　輸血副作用の発現時間（発現時間不明例は除く）
（日本赤十字社；輸血情報 1610-149[4]）より許諾を得て転載，一部改変）
2015年の1年間に医療機関において輸血による副作用・感染症と疑われ，赤十字血液センターに報告された非溶血性輸血副作用の副作用発現時間を示す．

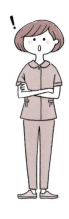

輸血開始後
30分が経過しても
油断は禁物！

ケアにいかそう！

昨今は外来で輸血が行われることが多くなっているので，輸血を受けた患者さんが帰宅した後に副作用が生じる可能性があります．「帰宅した後，湿疹が出たのですが……」「おしっこの色が変です！」など，外来患者さんからの相談や問い合わせの連絡を受けることがあるかもしれません．どのような輸血副作用が輸血何分後（何時間後）に発現する可能性があるのかを理解し，患者さんにきちんと説明できること，必要に応じて医師に報告することは看護師の皆さんの重要な役割です．

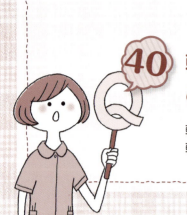

40 輸血中に副作用が疑われる症状がみられたらどうすればいいの？

輸血中の患者さんの様子に異変がみられます．
輸血の副作用かもしれません．どうしたらよいのでしょうか．

「輸血の副作用かもしれない」と思ったら，ただちに輸血を止め，患者さんの状態を速やかに主治医に報告し，輸血副作用への対応の指示を受けてください．副作用が軽症であれば，輸血中止のみで自然経過で症状が改善することがありますが，重症の場合はステロイド剤やエピネフリンの投与などの処置が必要になることもあります．

副作用がみられたら，輸血を中止しましょう

　「輸血の副作用かもしれない」と思ったら，ただちに輸血を止め，患者さんの状態を速やかに主治医に報告し指示を受けます．輸血を中止する際は，慌てて留置針を抜いてしまわないように注意しましょう．副作用に対する処置・治療のために静脈ルートを確保しておくことが必要です．輸液を行う時には，ライン内の残留血液が輸注されないように輸血セットを外して，ラインを新しい輸液セットに交換してから輸液を開始します．

使用製剤ごとに副作用の発生状況は異なります

　血液製剤の種類によって，副作用の発生頻度，症状の傾向は異なります．日本赤十字社の報告によると，血小板製剤と赤血球製剤で副作用の発生が多く，新鮮凍結血漿，血小板製剤では，じんま疹やアナフィラキシーショックの報告割合が多くなっています（図）[1]．どの血液製剤でどのような副作用が起きやすいのかを理解していると，輸血中の患者さんの状態観察に役立ちます．

輸血副作用への対応

　輸血の副作用が疑われる症状が認められた時は，輸血を中止して主治医に報告しますが，重篤

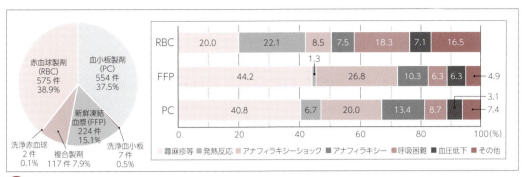

図 使用製剤の種類および製剤ごとの非溶血性副作用（症状別）発生の内訳
（日本赤十字社；輸血情報1807-162[1]）より許諾を得て掲載）

表1 輸血副作用の重症度別の分類（文献5より引用，筆者和訳）

重症度	徴候	症状	考えられる原因
軽症	局所の皮膚症状 ・じんま疹 ・発疹 軽度の発熱	掻痒症	アレルギー反応（軽度） 発熱性非溶血性輸血副作用 ・白血球や血小板に対する抗体 ・血漿蛋白質に対する抗体
中等症	顔面紅潮 じんま疹 悪寒 発熱 不穏 頻脈	苦悶・不快感 掻痒症 動悸 息苦しさ 頭痛	アレルギー反応（中等度/重症） 発熱性非溶血性輸血副作用 ・白血球や血小板に対する抗体 ・血漿蛋白質（IgAを含む）に対する抗体 血液製剤に細菌や菌体由来成分が混入した可能性あり
重症	悪寒 発熱 不穏 低血圧 頻脈 血色素尿 原因不明の出血	苦悶・不快感 胸痛 血管穿刺部痛 呼吸促迫 呼吸困難 腰背部痛 頭痛	急性血管内溶血 細菌汚染・敗血症性ショック 過剰な容量の輸血 アナフィラキシー反応 輸血関連急性肺障害（TRALI） 輸血後移植片対宿主病（TA-GVHD）

な症状なのかどうかを判断して主治医に報告することも大切です．輸血副作用の重症度別の分類（**表1**)[5]を参考にしながら副作用の症状とその対応について整理しましょう．

- **じんま疹・発疹，アレルギー反応**

 じんま疹・発疹やアレルギー反応は発生頻度の高い輸血副作用で，血漿中の蛋白質が原因と考えられています．血漿蛋白質は多くの種類がありますが，「血清型」とよばれる多型性があるこ

とが知られています[6]．そのため，患者さんの血清型と異なる型の血漿蛋白質が血液製剤中に含まれていて，その血漿蛋白質に対する抗体を患者さんが有していると，輸血時にアレルギー反応が起こると考えられています．また，血漿蛋白質が欠損している患者さんが，欠損している蛋白質に対する抗体を有している場合，輸血時に血液製剤中の当該蛋白質に反応して重篤なアレルギー反応（アナフィラキシー）が起こるおそれがあります．IgA欠損症，ハプトグロビン欠損症，補体（C9）欠損症が知られています．

じんま疹や発疹の皮膚症状が局所のみで軽症の場合は抗ヒスタミン剤で改善が得られます．ときには無治療でも自然経過で皮膚症状が消退することがあります．

血小板輸血では中等症以上のアレルギー症状が出ることが多いので，輸血後の掻痒感が強い場合，じんま疹や発疹が全身性に生じるようであれば，輸血前に抗ヒスタミン剤やステロイド剤を注射して副作用を予防します．ステロイド剤で副作用の予防が困難な時は「洗浄血小板製剤」の使用を考慮します（⇒ Question 41）．

輸血開始後10分以内に患者さんが息苦しさや喉頭の苦悶感，不快感などの症状を訴えていれば，輸血後の気道浮腫のために気道狭窄をきたしていると考えられるので，ただちに副腎皮質ステロイド剤で治療を行います．

TRALIやTACOは呼吸困難が認められますが，アレルギー反応の気道浮腫とは発症時間が異なりますし，息苦しさよりも呼吸が荒くなり，呼吸促迫の症状が認められます．輸血後数時間経過してから患者さんが呼吸困難を訴えた時には，「アレルギー症状ではなくTRALIやTACOの鑑別のために胸部X線写真が必要かもしれない」という大事な点が主治医に伝わるように，輸血後の時間経過も含めて症状を主治医に報告することが重要です．

アナフィラキシー反応や血圧低下など重症の副作用が起こった時は，ただちに患者さんの容態急変の緊急コールを通知して応援を要請し，救命処置にあたります．

• **発　熱**

じんま疹・発疹と同じく，発熱も頻度の高い輸血副作用です．発熱性非溶血性輸血副作用の場合は白血球が原因と考えられています．白血球に対する抗体をもつ患者さんが輸血を受けた時に，その抗体に反応する抗原を有する白血球が製剤に混入していると，輸血時に発熱性副作用を生じることがあります．血小板輸血での発熱性副作用に関しては，血小板抗体よりも白血球抗体が原因である可能性が考えられています．軽症の発熱性非溶血性副作用であれば解熱剤で対応します．

しかし，発熱以外に患者さんが悪寒や動悸などを訴えていれば，発熱性副作用ではなく，感染症の可能性も考える必要があります．つまり，血液製剤に細菌やエンドトキシンなどの菌体由来成分が混入している可能性と，肺炎などの感染症を併発している可能性です．輸血後の患者さんの状態を観察して，発熱だけでなく悪寒や動悸，不穏な様子などが認められて，「何か変だ」と感じた時は，主治医からあらかじめ発熱時の指示が出されていても，主治医に連絡して，「輸血の発熱性副作用ではないかもしれない」ことをきちんと伝えることが，患者さんをケアしている

看護師の重要な役割です．

• **ABO不適合輸血**

ABO不適合輸血は決して起こしてはならないものですが，万一発生した場合は，ただちに輸血を中止して輸液を開始します．急性の血管内溶血に続発する播種性血管内凝固症候群（Disseminated Intravascular Coagulation，DIC）や急性腎不全の治療のため集中治療室での急性期治療を行います（☞ もっと教えて！⑯）．

• **輸血後GVHD**

血液製剤中の供血者由来の免疫細胞が，輸血を受けた患者さんの体内に入り，患者さんの臓器を攻撃する極めて重篤な輸血の副作用です．輸血後1～2週間で発熱と皮膚の紅斑が生じることから，かつては「術後紅皮症」といわれていました．その数日後に，肝機能障害や下痢などの症状が認められ，さらに数日後には白血球減少，貧血，血小板減少をきたして高度の造血不全状態になり，感染症や出血を併発します．現在では赤血球製剤と血小板製剤に放射線を照射（15 Gy）することにより発症が予防されています．

• **輸血後鉄過剰症**

鉄はヘモグロビンを構成するヘム蛋白の原料であり，生体内では約120日の寿命が尽きて網内系で壊された赤血球から鉄が回収されて，新たな赤血球造血の時に鉄が再利用されます．つまり，鉄を能動的に体外へ排出する仕組みはありません．

2単位の赤血球輸血で約200 mgの鉄が体内に入りますが，その鉄は排出されずに体内に蓄積されます．血液疾患（造血障害性疾患）の患者さんが長期にわたって輸血を受けている間に体内に蓄積された過剰な鉄は，肝臓や膵臓，心筋に沈着して，臓器障害をきたすことになります．そこで，赤血球輸血総量が40単位をこえた場合，あるいは体内の貯蔵鉄の指標であるフェリチン（基準値10～200 ng/mL）の値が1,000 ng/mLをこえた場合が，過剰な鉄を排出するための治療を開始する目安とされています．

輸血副作用への対応は輸血を安全に実施するうえでとても大切です．輸血中の患者さんの状態を観察している時に症状やバイタルサインの変化に気づき，「この症状は輸血の副作用かもしれない」と思ったら，輸血を中止すると同時に，「この症状から考えられる輸血副作用の診断は何か」，「輸血の副作用が疑われることを主治医にどのように報告すればよいか」など症状に関するアセスメントを行いましょう．

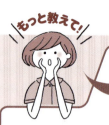

⑯ 万が一，ABO不適合輸血が起きてしまったら？

「A型の患者さんに誤ってB型の赤血球製剤を輸血してしまう」といったABO不適合輸血は，死に至ることもあるきわめて重篤な輸血副作用を引き起こします（**表2**）[7]．

A型の患者さんに誤ってB型の赤血球製剤が輸血されてしまうと，輸血された赤血球は患者さんの血清中にある抗B抗体によって急激に破壊されます．そのため急性の溶血が起こり，血色素（ヘモグロビン）尿が認められるようになります．この赤血球の破壊は血管内での急激な反応であるため，さまざまな液性物質の作用が引き起こされ，血管痛や胸の締めつけられるような痛みが生じると考えられています．そして，液性物質に血管内皮が傷害されることで血栓形成や凝固の亢進が起こり，さらに播種性血管内凝固症候群（Disseminated Intravascular Coagulation, DIC）が続発します．血管内皮の損傷や血栓，DICが原因となって急性腎不全が起こり，腎機能障害が改善しなければ致命的となります[8]．

万が一，ABO不適合輸血が起こった時は，ただちに輸血を中止します．不適合輸血量が少なければ（100 mL以下），死亡率が低下するとの報告もあるので[8]，早期に不適合輸血に気づくことができるよう，輸血開始後はベッドサイドで患者さんに異変が起きていないかを注意深く観察しましょう．

ABO不適合輸血は「起こさないこと」がもっとも重要です．血液製剤や患者さんの取り違えなどのミスを防ぐため，施設の手順に従って輸血実施時の読み合わせ確認を遵守しましょう．

表2 ABO不適合輸血の症状
（日本・輸血細胞治療学会「輸血副反応ガイド」[7]より許諾を得て掲載）

- 発熱，悪寒
- 悪心，嘔吐
- 輸血部位に限局した疼痛，
  側腹部・腰背部・腹部・胸部・頭部の限局した疼痛
- 呼吸困難
- 低血圧，頻脈，ショック
- 褐色尿；ヘモグロビン尿
- ヘモグロビン血症
- DICによる出血

Q41 血小板輸血のたびにじんま疹が出る患者さんがいらっしゃいます．副作用は予防できないの？

血小板輸血のたびに全身性のじんま疹が出る方は，副作用の発生が予測できるので，あらかじめ防ぐことができるとよいのですが……．

血小板輸血のたびに掻痒感やじんま疹などの副作用が繰り返し起こる患者さんには，血小板輸血前に抗ヒスタミン剤，ステロイド剤を投与すると症状が軽減されます．前投薬で予防効果が得られない場合には，副作用の原因物質が含まれる血漿を除去し洗浄保存液で置換した洗浄血小板製剤が使用されます．

掻痒感やじんま疹などの血小板輸血副作用には抗ヒスタミン剤やステロイド剤の前投与が有効

　掻痒感やじんま疹は血小板輸血の副作用として起こることが多く，重篤な症状ではなくても，治療のために血小板輸血が必要な患者さんにとっては不快な副作用です．

　掻痒感やじんま疹は，抗ヒスタミン剤やステロイド剤投与により軽減できるため，血小板輸血による副作用が繰り返し起こる患者さんに対しては前投薬が行われます．それでも予防効果が得られない場合には，洗浄血小板製剤（washed platelet concentrate, WPC）が使用されます．

前投薬で予防効果が得られない場合に用いられる「洗浄血小板製剤」とは？

　血小板製剤による副作用は，製剤の血漿成分中に含まれるさまざまな物質によって引き起こされると考えられています．そのため，血小板製剤の血漿を除去し，洗浄保存液で置換する洗浄血小板製剤を使用することで副作用を予防・軽減できます．

　調製された洗浄血小板製剤の外観は白色で，通常の血小板製剤とはまったく異なります[9]．「血液製剤の使用指針」[10]に示されている洗浄血小板製剤の適応は**表**のとおりです．

　数年前まで，洗浄血小板製剤の調製[11]は赤十字血液センターでの技術協力というかたちで限

表 洗浄血小板製剤の適応（文献10をもとに作成）

- アナフィラキシーショックなどの重篤な副作用が一度でも観察された場合
- 種々の薬剤の前投与の処置などで予防できない，じんま疹，発熱，呼吸困難，血圧低下などの副作用が2回以上観察された場合
- やむを得ずABO血液型不適合の血小板輸血を行う時に，輸血しようとする製剤の抗体価が128倍以上の場合，または患者が低年齢の小児の場合

定的に実施されていたため，輸血部門に専用の設備がある医療機関では洗浄血小板製剤の院内調製が行われてきました．しかし，2016（平成28）年9月から赤十字血液センターが洗浄血小板製剤の供給を開始しました．

　洗浄血小板製剤は医療機関からの依頼により調製されるので，事前予約が必要です．また，調製後の製剤の有効期限は製造後48時間と短く，さらに通常の血小板製剤の有効期限である「採血後4日間をこえない」という条件も重なるので，採血後3日以降の血小板濃厚液から製造した洗浄血小板製剤の場合は有効期限が製造後48時間よりも短くなります．

　洗浄血小板製剤の使用にあたっての留意事項として，「投与が適切と判断される症例に使用した場合に限り保険算定できる」とされています．したがって，洗浄血小板製剤が適応となる症例かどうかを判断するためにも，血小板輸血時のじんま疹や掻痒感の副作用の発生状況をしっかりと観察・記録しておきましょう．

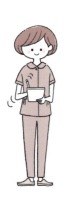

洗浄血小板製剤の有効期限はとても短いのね．要注意！！

Scene 6

自己血輸血

Q42 どのような時に自己血輸血が実施されるの？

手術予定の患者さんから「自分の血液を輸血するほうが安全そうなのに、なぜ私は自己血輸血ができないの？」と質問されたのですが答えられず……．

自己血輸血は誰にでも実施できる輸血療法ではありません．患者さんの全身状態が良好であること，菌血症のおそれがないこと，心疾患や貧血がないことなどさまざまな適応条件，禁忌があります．

自己血輸血は輸血後の感染症・副作用を回避できる輸血療法

　自己血輸血とは，自分自身の血液を輸血する方法です．血液製剤の安全性は大きく向上していますが，それでも輸血後感染症のリスクや重篤な非溶血性副作用のリスクが皆無とはいえません．その観点から，「輸血療法の実施に関する指針」[1]には，「自己血輸血は院内での実施管理体制が適正に確立している場合は，同種血輸血の副作用を回避し得る最も安全な輸血療法であり，待機的手術患者における輸血療法として積極的に推進することが求められている」と記載されています．

　自己血輸血を大別すると，「貯血式自己血輸血」，「希釈式自己血輸血」，「回収式自己血輸血」の3種類があります（**表1**）[1]．希釈式や回収式に比べてより汎用性のある貯血式自己血輸血の普及，適応の拡大が期待されています[1]．

表1 自己血輸血の種類（文献1をもとに作成）

貯血式自己血輸血	手術前に自己の血液をあらかじめ採血，保存しておく方法
希釈式自己血輸血	手術開始直前に採血し，人工膠質液を輸注する方法
回収式自己血輸血	術中・術後に出血した血液を回収する方法

表2 自己血輸血の適応となる手術の条件（文献1をもとに作成）

- 循環血液量の15％以上の術中出血が予測される予定（待機的）手術であること
- 患者さんの全身状態が良好であること
- 患者さんが自己血輸血について理解し，患者さんからの協力が得られること

表3 自己血輸血を行うべき手術の例

- 健常者である骨髄移植ドナーからの骨髄液採取術あるいは生体臓器移植ドナーからの臓器提供のための手術
- 患者さんがまれな血液型や不規則抗体を有するために，血液センターから供給される赤血球製剤で術前に適合血を準備することが困難な手術　　など

 自己血輸血の適応

　貯血式自己血輸血の適応となる手術の条件は**表2**[1)]のとおりです．これらの条件を満たす手術であれば術式は問いません．また，**表3**に示すように，輸血を受ける側の条件から自己血輸血を行うべきと考えられる手術において実施されます．たとえば，健常者である骨髄移植や生体移植のドナーに対して輸血を行う必要がある場合は，同種血輸血のリスクを100％回避するために自己血輸血の適応になります．また，まれな血液型や不規則抗体をもつ患者さんの場合，適合する製剤が血液センターから供給されるまでに時間を要したり，術中に輸血が不足したりする可能性があるため，手術に備えて自己血を準備します．

　自己血輸血では，予測出血量に基づいて自己血の貯血量が設定され，手術日に合わせて自己血の採血予定が立てられます．患者さんから採血された自己血は輸血部門で保管され，手術当日に払い出されます．

自己血輸血の禁忌・適応外

　自己血輸血は術式を問わず広く行われますが，**表4**[2)]のような場合は禁忌・適応外となります．たとえば，菌血症のおそれがある患者さんや発熱のみられる患者さんでは，自己血に細菌が混入している可能性があり，保管中に細菌が増殖した自己血を輸血することによって患者さんが敗血症を起こしてしまいます．また，不安定狭心症や中等度以上の大動脈弁狭窄症など心疾患をもつ患者さんでは，自己血採血による循環血液量の減少が心筋虚血や心不全を引き起こすおそれがあるため禁忌です．貧血の患者さんも，自己血採血によってさらに貧血を悪化させるおそれがあるため適応外となります．

表4 自己血輸血の禁忌・適応外の条件
（文献2をもとに作成）

- ●禁忌事項
  - ・菌血症のおそれのある細菌感染の患者
  - ・不安定狭心症の患者
  - ・中等度以上の大動脈弁狭窄症の患者
  - ・NYHA Ⅳ度*の患者

- ●適応外とされる事項
  - ・発熱……平熱より1℃以上高熱，あるいは37.2℃以上の発熱患者からは採血しない
  - ・貧血……ヘモグロビン値11.0 g/dL未満の貧血の患者からは原則的に採血しない

*NYHA Ⅳ度：心不全の重症度を示すNYHA（New York Heart Association）分類においてⅣ度「心疾患のためいかなる身体活動も制限される」状態を意味する．

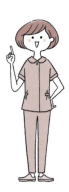

ケアにいかそう！

自己血輸血の適応・適応外（禁忌）を理解し，自己血輸血実施予定の患者さんへのオリエンテーションや問診時には，適応外（禁忌）の条件に当てはまっていないか確認しましょう．

通常，1回の自己血採血では400 mL採血されますが，これは400 mLの出血が起こることと同じであり，患者さんの全身状態が良好でなくては実施できません．体調不良のため自己血の採血ができなくなると，手術日に合わせて立てられている採血予定も変更せざるをえなくなります．患者さんと協力しながら自己血採血に備えて体調管理をサポートすることも看護師の重要な役割です．

> 自己血輸血が予定されている患者さんの体調管理も私たちの重要な役割なのね．

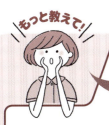

⑰ 貯血式自己血輸血管理体制加算って何ですか？

　自己血輸血を実施している病院のなかには輸血部門のない病院もあるでしょう．そのような病院では，自己血輸血を行う診療科の医師が交代で自己血採血を担当することもあると思います．医師が自己血輸血に関する教育訓練を受けていない場合に，皮膚消毒は適切な方法で行われているでしょうか．また，静脈穿刺した医師が，忙しいために採血開始後の患者さんの状態を確認せずその場を離れて，看護師に任せきりにしていないでしょうか．

　こうした状況は望ましいものではなく，やはり適正な手順で自己血輸血を実施することが必要です．2014年の診療報酬改定で新規収載された「貯血式自己血輸血管理体制加算」は，日本自己血輸血学会認定の自己血輸血看護師と自己血輸血責任医師が協力して自己血輸血を安全に実施するための体制が構築されて一定の要件が満たされている時に算定可能な診療報酬です（表5）．自己血輸血に関する学会認定資格をもつ看護師が安全な輸血医療の実践のための役割を果たすことが診療報酬として評価されるようになったといえます．

表5　貯血式自己血輸血管理体制加算の概要（厚生労働省資料より）

【K920-2　輸血管理料】
注3：別に厚生労働大臣が定める施設基準に適合しているものとして地方厚生局長等に届け出た保険医療機関において貯血式自己血輸血を実施した場合は，**貯血式自己血輸血管理体制加算**として，50点を所定点数に加算する．

貯血式自己血管理体制加算の施設基準
(1) 関係学会から示されている指針に基づき，貯血式自己血輸血が十分な体制のもとに適正に管理および保存されている．
(2) 関係学会から示された指針の要件を満たし，その旨が登録されている常勤の医師及び看護師がそれぞれ1名以上配置されている．

疑義解釈

問　「注3」における貯血式自己血輸血管理体制加算の施設基準に，「関係学会から示された指針の要件を満たし，その旨が登録されている常勤の医師及び看護師がそれぞれ1名以上配置されていること」とあるが，「関係学会から示された指針」，「その旨が登録されている」とはそれぞれどのようなものを指すのか．

答　「関係学会から示された指針」とは日本自己血輸血学会の貯血式自己血輸血実施指針を指す．「その旨が登録されている」とは，現時点では，学会認定・自己血輸血医師看護師制度協議会が発行している学会認定・自己血輸血責任医師認定証が交付され，当該認定証が確認できる場合を指すものとする．

43 自己血輸血の前には何を準備すればいいの？

自己血輸血の準備をするように指示されました．
何を準備すればよいでしょうか？

自己血輸血は通常の輸血と異なり，術前に自己血を採血して保管（貯血）する必要があります．自己血輸血の準備では，採血時の皮膚消毒用物品（消毒用エタノール，10％ポビドンヨード，滅菌手袋），自己血の採血・貯蔵・計量用物品〔血液バッグ，血液バッグ用採血装置（あるいは台秤），駆血帯，ハンドグリップ，採血後の輸液・輸液セット，止血バンド，ガーゼ，ハイポアルコール，自己血採血後処置用物品（ローラーペンチ，チューブシーラー），自己血の製剤管理用の製剤ラベル，自己血保管用の専用保冷庫などが必要です．

自己血輸血前に準備しておくべき物品

　自己血輸血は通常の輸血とは異なり，術前に自己血を採血して保管（貯血）する必要があり，準備すべき物品も通常の輸血とは異なります．採血の流れに沿って自己血輸血に必要な物品を確認していきましょう．

・採血時の皮膚消毒

　静脈穿刺時に皮膚の常在細菌が自己血に混入することを防ぐため，エタノールとポビドンヨードを使って適正な方法で皮膚消毒を行います（図1， Question 45）．消毒部位は素手で触れないようにし，静脈穿刺の時は滅菌手袋を装着します．

・自己血の採血，貯蔵，計量

　自己血採血で使用される血液バッグの容量は200 mLと400 mLの2種類があります．図2の血液バッグは採血針が付いていないオスコネクタータイプで，患者さんの血管の太さに合わせて採血針の太さを変更できます．

　血液バッグ用採血装置には，予定貯血量までの残りの採血量と血流の状況が表示され，採血中は血液バッグが揺らされて自己血と血液保存液が混和されます（図3-a）．採血装置がない場合は台秤を使います（図3-b）．台秤の場合は，採血担当者が採血中に血液バッグを適宜揺らして，

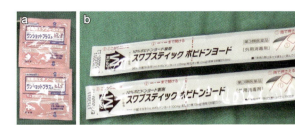

図 1 消毒用エタノールとポビドンヨードの例
a：消毒用エタノール含浸の単包アルコール綿．
b：綿棒付10％ポビドンヨード製剤．

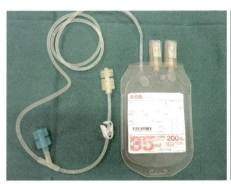 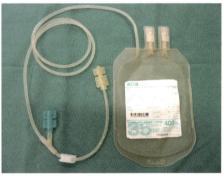

図 2 血液バッグ（200 mL用と400 mL用）

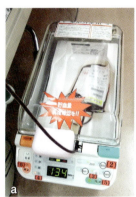 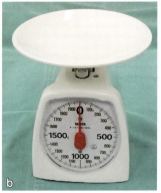

図 3 血液バッグ用陰圧型採血器（a）と台秤（b）
血液バッグ用採血装置には，残りの採血量と血流の状況（良好は緑，不良は赤）が表示される．

　自己血と保存液を十分に混和します．この混和が不十分だと自己血に凝集塊が生じてしまいます．静脈穿刺時や採血中，患者さんに手を握ってもらう時にハンドグリップがあれば便利です．
　自己血採血後は輸液（生理食塩液や細胞外液組成の輸液製剤）を行います．血液バッグに輸液

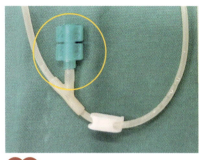
図4 輸液セット接続用のコネクター

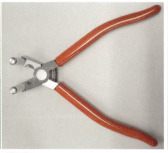
図5 ローラーペンチ
採血ライン内の血液を血液バッグに押し込む.

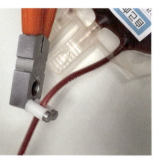

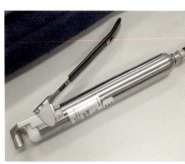
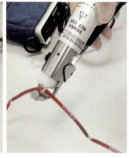
図6 チューブシーラー
チューブシーラーで採血ラインを無菌的にシールする.
検査用のセグメントチューブもシーラーで作製する.

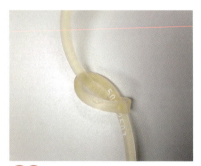
図7 採血ラインの不適切な封鎖法

セットの接続用コネクターがあります（図4）．輸液の代わりに水分を摂取してもらうこともありますが，自己血採血後の患者さんの様子をしばらく観察する意味からも，輸液が行われることが多いようです．

採血と輸液が終わって抜針した後は，静脈穿刺部の皮下出血や血腫を防ぐため十分に圧迫止血を行う必要があるので止血バンドを使用します．

止血終了後にハイポアルコールでポビドンヨードを拭き取ります．

- 自己血採血後の処置

自己血採血終了後，採血ライン内の残留血液をローラーペンチ（図5）で血液バッグ内に押し込み，血液バッグを揺らして血液保存液と十分に混和します．採血ライン内の血液は自己血輸血実施時の交差適合試験などの検査で必要なため，凝固しないように処置を行います．採血ライン内の血液と血液保存液の混和が不十分な場合，セグメントチューブ内で血液が凝固してしまい検査ができなくなります．

採血ライン内の血液が血液保存液と十分に混和された後，細菌汚染を防ぐためにチューブシーラーで無菌的にシールして，検査用のセグメントチューブを作製します（図6）．図7のように採血ラインを結んだだけでは密封されず，採血ライン内に細菌汚染が生じるおそれがあります．

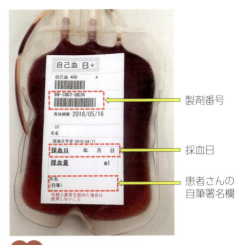

図8 自己血の製剤ラベル
製剤番号が割り付けられる．
患者さんの自筆署名が必要である．

（吹き出し）製剤ラベルの記入もれや記入ミスに注意!!

- 自己血の製剤管理

　自己血も血液センターから供給される血液製剤と同様に，病院内の在庫血液として管理するため，製剤番号を割り付けた製剤ラベルを発行します（図8）．また，自己血の場合も製剤の取り違えがあってはいけないので，医療者と患者さんが一緒に，当該の患者さんから採血された自己血であることを確認した記録として，製剤ラベルに患者さんの自筆署名が必要です．

- 血液専用保冷庫

　製剤の取り違えを防ぐため，自己血は血液センターの血液製剤とは別の保冷庫に保管すべきですが，スペースの制限でやむをえず同じ保冷庫を使用する場合は，保管棚を分けるなど区別して保管することが望まれます．

ケアにいかそう!

看護師の皆さんは自己血採血にかかわることが多いと思われますが，採血された自己血が血液センターの血液製剤と同じように保管管理されるまでの一連の流れを知っておくと，自己血採血の手順や準備する物品についての理解が深まると思われます．採血された自己血は院内の在庫血液として輸血管理システムに登録されますが，輸血管理システムの設定で採血日が「0日目」になる場合と「1日目」になる場合があり，それによって自己血の有効期限が変わるので，あらかじめ設定条件を確認する必要があります．また，自己血保存液の種類によって保存期間が異なることも知っておきましょう（MAP液は42日間，CPDA液は35日）．
以上の点に注意して，血液バッグのラベルに採血日と使用予定日（手術日），有効期限を手書きで記入しますが，その際には記入ミスがないようダブルチェックしましょう．

Scene 6　自己血輸血

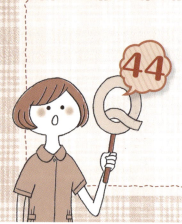

44 自己血採血予定の患者さんが前日に発熱（38℃）したそうです．自己血採血を行ってもよいですか？

自己血採血予定の患者さんから「昨日，発熱（38℃）したから，かかりつけ医で抗生剤を出してもらった」との話がありました．予定どおり自己血採血を行ってもいいの？

明らかな発熱がみられ，かかりつけ医の診察を受けて抗生剤の処方が必要な細菌感染症と診断された状況ですから，菌血症（血液中に細菌が侵入している状態）のおそれがあります．細菌に汚染された血液で貯血はできないため，自己血採血も行えません．自己血採血の予定を変更する必要があるので主治医に報告・相談してください．

菌血症が疑われる患者さんの自己血採血を行うことはできません

　Question 42で解説したとおり，自己血に細菌が混入・増殖すると，輸血後に感染症が起こるおそれがあります．患者さん自身が細菌感染症を発症し，菌血症が疑われる状態で自己血採血を行えば，当然その血液は細菌汚染されている可能性があるため，輸血に使用できません．菌血症の疑いがあるため自己血採血の適応から除外される病態を**表**[2, 3]に示します．質問の患者さんは「熱発している患者」であり，かつ「抗生剤服用中の患者」であるため，除外対象となります．

 表 菌血症の可能性があるため自己血を採血できない病態
（文献3をもとに作成）

- 治療を必要とする皮膚疾患・露出した感染創，熱傷のある患者
- 熱発している患者
- 下痢のある患者
- 抜歯後72時間以内の患者
- 抗生剤服用中の患者
- 3週間以内の麻疹・風疹・流行性耳下腺炎の発病患者

菌血症の可能性がある病態を見逃さないように注意しましょう

　自己血輸血を行う予定の患者さんの体表に細菌の侵入門戸になるような病変部がある場合も，菌血症を起こす原因になります．つまり，治療を要する皮膚疾患の病巣，皮膚の感染創，熱傷などがあるということは，外部からの細菌の侵入を防ぐための皮膚のバリア機能が破綻していることを意味し，菌血症を起こしている可能性があると考える必要があります．

　また，下痢症状がみられる患者さんはウイルス性腸炎や細菌性腸炎が疑われ，腸炎により腸管粘膜が傷害されて腸炎の原因菌や腸内細菌が血中に侵入するおそれがあります．自己血輸血例ではありませんが，感染性腸炎の原因菌であるエルシニア菌が血液製剤から検出された例が報告されていますし，輸血後に細菌感染症を発症した報告例では，使用された血液製剤から大腸菌が検出されています[4]．おそらく，これらの例の献血ドナーは腸炎による下痢症状があり，菌血症の状態が引き起こされていたために献血血液に細菌が混入したのではないかと考えられます．

　また，抜歯は感染性心内膜炎の原因として知られているように，口腔内細菌が侵入し菌血症を起こす原因になります．「抜歯後72時間」という目安に従い，菌血症の状態が解消された後でなければ自己血採血はできません．

患者さんが下痢や発熱を自覚していても，「自己血採血とは関係ないだろう」と自己申告しないことも十分考えられます．自己血採血当日は，**表**の事項に該当する症状がないか，必ず確認しましょう．

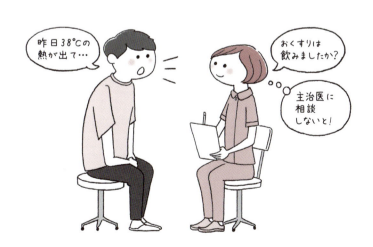

Q45 採血時,皮膚消毒で塗布したポビドンヨードがはやく乾くように軽く拭いてもいいですか?

採血時,皮膚消毒のために塗布したポビドンヨードがはやく乾燥するように,ガーゼで軽く拭いたり,あおいだりしてもいいですか?

ポビドンヨードの殺菌効果を得るためには一定の作用時間が必要です.そのため,塗布したポビドンヨードをガーゼですぐに拭ったり,手やガーゼであおいだりしては消毒の意味がなくなってしまいます.

ポビドンヨードは塗布してすぐに殺菌効果が得られるわけではありません

　ポビドンヨードは,ポビドンヨードから遊離したヨウ素(I_2)の酸化作用で生じるH_2OI^+が細菌表面の膜蛋白と反応することにより殺菌効果を示すと考えられています.

　10%ポビドンヨードが殺菌に要する時間を表[5]に示します.表[5]の殺菌時間は実験結果としての最小殺菌時間であり,実際の自己血採血での皮膚消毒時には,十分な殺菌効果を得られるまで2分くらい待つ必要があるでしょう.数秒で殺菌できる,あるいは単に乾燥させれば殺菌効果が得られると誤解していると,ポビドンヨードを塗布した後に手やガーゼで風を送ってすぐに乾かそうとしてしまいがちですが,それでは意味がなく,十分に作用するまで待つことで殺菌効果が得られることを知っておきましょう.なお,ハイポアルコールでポビドンヨードを脱色するとポビドンヨードが不活化され,殺菌の持続効果が失われるため行うべきではありません.

　また,ポビドンヨードでの皮膚消毒の前にアルコール綿で消毒しますが,これは有機物があるとポビドンヨードの殺菌力が低下するため,皮脂や皮膚の汚れを除去することがおもな目的です.

　まずアルコール綿で皮膚の汚れを取り除き,アルコールが乾燥してからポビドンヨードで皮膚消毒を行うようにしてください.

表 10％ポビドンヨード液が細菌等の殺菌に要する最小時間（文献5をもとに作成）

被験菌（標準株）	殺菌時間
黄色ブドウ球菌　ATCC 6538 P	60秒以内
黄色ブドウ球菌　R-No.26	30秒以内
表皮ブドウ球菌	
化膿レンサ球菌	
ジフテリア菌	
大腸菌　NIHJ	
パラチフス菌	
赤痢菌	
プロテウス・ブルガリス　OX-19	
緑膿菌　IAM　1007	
カンジダ・アルビカンス	

消毒薬が作用している間に，血液バッグを採血器にセットしたり輸液バッグを用意したりすれば時間が無駄にならず効率的ね！

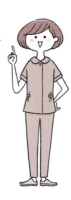

皮膚消毒のように日常的に行われる業務は，習慣化しているだけに手順を省略したくなったり自己流になってしまったりしやすいものです．また，各手順の意味が誤って認識されていることも少なくありません．自己血採血時の皮膚消毒に不備があれば，自己血への細菌混入につながり副作用が起きかねないので，適切に行いましょう．

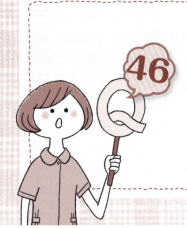

46 自己血貯血量が血液バッグの規定量より不足・超過していたら何か問題がありますか？

自己血貯血量が血液バッグの規定量より不足・超過することがあります．
多い分には問題ないかな，と思っているんですが……．

自己血の採血量が血液バッグの規定量より多いと，バッグ内の血液保存液が相対的に不足した状態になり，採血された自己血を適正に保存できないおそれがあります．逆に，採血量が血液バッグの規定量より少ない場合は，自己血輸血可能と判断されることが多いですが，血液保存液が相対的に過剰となるため，輸血時にクエン酸中毒が起こるおそれがあるので注意が必要です．

血液バッグには容量に合わせて「血液保存液」が含有されています

　採血された自己血は一定期間保管されるため，保存中に凝固してしまうと輸血ができなくなります．また，赤血球が溶血してしまうと，赤血球の重要な機能である酸素運搬能が失われてしまい，自己血輸血を行う意味がなくなります．これらの問題を防ぐため，血液バッグには血液保存液が用いられています．血液保存液であるCPDA液（成分：クエン酸ナトリウム水和物，クエン酸水和物，ブドウ糖，リン酸二水素ナトリウム，アデニン）は，採血量100 mLに対してCPDA液14 mLの割合になるように液量が設定されています（例：200 mL血液バッグ中のCPDA液量は28 mL，400 mL血液バッグ中のCPDA液量は56 mL）．

血液バッグの規定量を超過すると自己血の品質は低下します

　自己血と保存液が適量で混和されることにより自己血の液状保存が可能となるため，自己血が規定量よりも多く採血されてしまうと，CPDA液が相対的に不足します．CPDA液が不足すると，保存中の自己血に赤血球の凝集塊が形成されたり，溶血が起こり赤血球の機能が失われてしまうおそれがあります．過剰に採血された自己血にはこうした品質低下が生じている可能性があるため，使用は避けたほうがよいと考えられます．

自己血採血時，患者さんの状態を観察しながら，台秤で採血量を確認している方もいらっしゃると思いますが，「ちょっと目を離した隙に採血量が規定量をこえてしまった！」という事態も起こりえますので注意しましょう．自己血採血装置は採血量が400 mLになれば自動的に採血を停止するため規定量をこえる心配はありませんが，機器が採血量を正確に検知して作動するように機器の定期的な点検は必要です．

採血量が血液バッグの規定量より少ないと クエン酸中毒を発症するおそれも

　一方，患者さんの血管が細いために自己血採血中の血流が低下して血液バッグの規定量よりも少ない量しか採血できなかった時は，CPDA液が相対的に過剰になります．規定量の50％程度の採血量があれば使用可とされることが多いですが，採血量が規定量に満たなかった自己血の輸血中に，口唇のピリピリするような痺れ感などの訴えがあればクエン酸中毒（低カルシウム血症）のおそれがあります．主治医に報告してカルシウム製剤の投与の指示を受けてください．

　採血量が規定量の50％より少ない場合，たとえば400 mLバッグに100 mLしか採血できなかったような時は，自己血100 mLを輸血することよりも，余分なCPDA液が輸注されてしまうことのデメリットのほうが大きいと考えられますので，輸血は避けたほうがよいでしょう．

> **ケアにいかそう！**
> 採血に適した太い静脈が見つからず，細い静脈から自己血採血をする時は，あらかじめ規定量に満たない場合を考慮して，たとえば400 mL貯血予定であれば，針なしの200 mLバッグを使って採血を開始することも対応策の一つです．順調に採血できれば，200 mL採血完了後に別の200 mLバッグで採血を継続し，200 mLバッグ×2で貯血することができます．また，200 mL採血した時点で血流が低下し採血を中止することとなっても，400 mLバッグを使用した場合とは異なりCPDA液が過剰にならず，自己血200 mLを貯血できます．

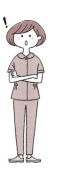

やっぱり自己血の採血量は規定量より多すぎても少なすぎても良くないのね

Q47 自己血採血中の患者さんが急に気分が悪くなり血圧も低下．どうすればよいですか？

自己血採血中に患者さんが急に「気分が悪い」と訴えて，血圧も低下しています．何が起きているのでしょうか．

血管迷走神経反応（vasovagal reaction, VVR）が起こったと考えられます．主治医がその場にいなければ，すぐに連絡しましょう．自己血採血をただちに中止し，ベッド上での採血であれば下肢を挙上します[2]．リクライニングシートでの採血であれば仰臥位になるように頭位を下げて下肢を挙上します．必要に応じて輸液を行ってください．また，患者さんに声をかけ，不安の軽減を図ることも大切です．

VVRの判定基準と症状

血管迷走神経反応（vasovagal reaction, VVR）は自己血採血時に注意すべき副作用です．VVRの判定基準を**表**[2]に示します．患者さんの不安や緊張がVVRの発生誘因になると考えられていますので，若年の患者さんやはじめて自己血採血を受ける患者さんに対しては，特にVVRの発生に注意する必要があります．また，VVRは自己血採血中のみならず，採血終了後，輸液終了後に起こることもあります．

表 VVRの判定基準（文献2をもとに作成）

	必須症状・所見	他の症状
Ⅰ度	血圧低下 徐脈（＞40/分）	顔面蒼白，冷汗悪心などの症状を伴うもの
Ⅱ度	Ⅰ度に加えて意識喪失 徐脈（≦40/分） 血圧低下（＜90 mmHg）	嘔吐
Ⅲ度	Ⅱ度に加えてけいれん，失禁	

ⅰ）必須症状・所見がなければ血管迷走神経反応とはいわない．
ⅱ）Ⅱ度では意識喪失の症状を認めることを必須とする．
　なお，嘔吐をみても必須所見がⅡ度に該当しなければⅠ度にする．

VVRの症状としては，気分不良や悪心，冷や汗，顔色不良などが多いですが，生あくびが認められることもありますので，採血中の患者さんの状態を注意深く観察する必要があります．また，自己血採血後の排尿時にVVRが起こり，意識消失してトイレで転倒する場合もあるため，自己血採血後の最初の排尿は男女ともに便座の使用（座位）が勧められています．

採血後時間が経過してからVVR様症状がみられることも

　さらに，自己血採血後の帰宅途中に気分が悪くなったり立ちくらみするなど，時間が経ってから症状がみられることもあり，これを遅発性のVVR様症状といいます．遅発性VVR様症状は約10％に発生するので[2]，自己血採血を終えた患者さんには，帰宅途中に副作用が起こることもあるため注意するように説明し，可能であれば，採血後1時間前後は病院内で過ごしてもらうとよいでしょう．

　自己血採血後の患者さんを対象に実施された貯血後の遅発性の有害な身体症状の発生に関するアンケート調査[6]では，回答の得られた72症例中，45症例（62.5％）で何らかの身体症状がみられたと報告されています．症状の多くは，軽度の疲れ・だるさ，眠気，頭痛，めまいなどですが，失神の発生もありました．症状の発生時間帯は，ほとんどが貯血・補液終了後6時間以内で，もっとも出現頻度が高かった時間帯は貯血・補液終了後1～3時間でした．そのため，23症例で移動中（電車・バス・歩行），食事中，買い物中に身体症状が発生しており，帰宅中の遅発性VVR様症状に注意する必要があることがわかります．

　また，自己血採血後の食事中に意識消失をきたした高齢者の例[7]もあり，これは食後低血圧が原因と考えられます．食後低血圧は高齢者の失神の原因の一つにあげられていて，食事開始から2時間以内に収縮期血圧が20 mmHg以上低下するとされているので，自己血採血後の食事が遅発性の有害症状の原因になりうることにも注意する必要があります．

患者さんの不安や緊張がVVRの発生誘因の一つとされるため，自己血採血中は患者さんの緊張を和らげるように声をかけ，雑談をしながら患者さんの様子を観察してください．VVRが起こったら，早い段階で気づいて対処することが大切です．「患者さんの様子がなんとなくおかしい．VVRかもしれない」と思ったら無理に採血を続行せず，患者さんの頭位を低くするなどの対応をしましょう．

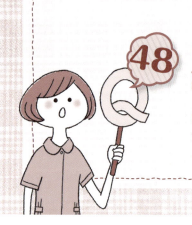

48 自己血輸血は自分の血液だから副作用は起きませんよね？

自己血輸血を受ける患者さんから「自分の血液を輸血するんだから副作用は起きませんよね？」と聞かれたのですが，実際のところどうなのでしょう……．

自己血輸血は，自分以外の人（献血者）の血液による輸血（同種血輸血）で起こる非溶血性輸血副作用を避けることができます．しかし，自己血輸血のバッグを取り違えれば重大な輸血副作用である不適合輸血が起こりますし，自己血に細菌が混入して増殖していれば，輸血後に感染症が起こるおそれがあります．また，自己血が過剰に輸血されると肺うっ血の副作用が起こる場合があります．すなわち，自己血が適正に管理されなければ副作用が起こるおそれはあります．

自己血輸血でも副作用は起こりえます

　自己血輸血は，自分以外の人（献血者）の血液による輸血，すなわち同種血輸血で起こる輸血後のアレルギー反応など，同種免疫機序による非溶血性輸血副作用を避けることができます．しかし，「同種血輸血のリスクを避けることができる」＝「輸血の副作用は起こらない」ではありません．

　自己血は患者さんから採血された血液で作製される血液製剤です．したがって，赤十字血液センターから供給される製剤と同様に製剤番号が割り付けられ，自己血輸血製剤の院内在庫血として輸血部門で保管されます．払い出しの時は交差適合試験を行って患者さんの血液型と一致していることを確認します．そして，輸血を実施する時には出庫伝票と自己血バッグの読み合わせ確認を行い，患者さん本人を確認して自己血輸血を行います．

　「患者さんから採血した血液だから」と安心せず，自己血バッグや患者さんの取り違えがないように，血液センターの血液製剤を使用する時と同様の手順で確認する必要があります．自己血を安易に病棟の冷蔵庫に保管したり，交差適合試験をせずに持ち出したりしてはいけません．

自己血バッグの外観確認を忘れずに！

　使用する自己血の外観確認も大切です．細菌汚染されている自己血は色調に異常が生じることがあります．また，外観確認で凝集塊の有無もある程度確認できます．自己血採血時の血液と抗凝固剤の混和が不十分だと凝集塊が生じ，使用時に輸血ラインが目詰まりして輸血を実施できなくなってしまう場合があります．

　また，自己血輸血後に急性腎不全を発症した症例が報告[8]されています．報告によると，自己血保管用の血液専用保冷庫の内部のファンモーターが故障して庫内の冷気の循環が停滞していたために，保冷庫内の一部の箇所の温度が15～20℃に上昇したことが判明しています．そのため，その場所に保管されていた自己血が溶血を起こし，その自己血を輸血された患者さんが急性腎不全を発症したと考えられます．

　このような自己血輸血による副作用を防ぐためには適正な温度で自己血が保管されている必要があります．触覚（冷感）で自己血が冷所に保管されていたかをある程度確認できますし，自己血の血漿の色調は外観確認時に溶血の有無を見るための判断材料になります．

　自己血輸血の副作用に関する患者さんの理解度をアンケート調査した報告[9]によると，貯血式自己血輸血を受けた整形外科の患者さん20名のうち，「自己血輸血に副作用があることを知っていた」のは14人（70％）で，「どのように知りましたか」の問いについては，「医師からの説明」が2人（14.3％），「医師と看護師の説明」が3人（21.4％）で，医療者からの説明が患者さんの理解に必ずしも結びついていないことが示されています．「自己血は副作用がなくて安全」と考えている患者さんは多いため，自己血輸血の副作用についての説明が理解されにくいことも一因かもしれません．

　自己血も，患者さんの協力を得て採血し調製される貴重な血液製剤です．適切に製剤管理を行うとともに，輸血実施時に副作用が起こらないように留意しましょう．

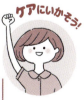

自己血輸血を副作用なく安全に実施するためには，患者さんの体調管理の必要性を患者さん自身にも理解していただき，協力を得ることが重要です．どのように説明すれば患者さんの理解が得られやすくなるのかを考えて，説明方法を工夫してみてください（☞ もっと教えて！⑱）．

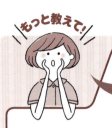

⑱ 自己血輸血を受ける患者さんからの質問にどう答えればいいの？

　手術の予定が決まると，主治医から手術について詳しい説明が行われると同時に，自己血輸血の適応となる術式であれば，自己血輸血についても主治医から説明されて採血日程が決まることが多いと思われます．しかし，患者さんの立場からすれば，手術を受けることが決まって緊張や不安を感じながら主治医の説明を聞いている時に，同時に自己血輸血の話を聞いてもどれくらい理解ができるでしょうか？　患者さんは主治医に遠慮してあまり質問できず，自己血輸血のことがよくわからないまま自己血の採血日に来院する，ということは少なくないと思われます．そのため，患者さんが看護師の皆さんに自己血輸血について尋ねたり不安を訴えたりする場面もあることでしょう．自己血輸血のオリエンテーションの機会を設けるなどして，看護師が自己血輸血（採血）にかかわることは，患者さんの不安を軽減し，安全に自己血輸血を実施する観点からも有用と思われます[10]．

　患者さんから受ける機会の多い質問について，どのように回答すればよいか考えてみましょう．

- 「自己血輸血って何ですか？　先生から説明されたけれどよくわかりません」

【回答例】あなたが受ける予定の手術は出血量が多いので，輸血が必要になる可能性が高いです．通常であれば，赤十字血液センターから供給される輸血用の血液を使います．輸血の安全性は著しく向上しているのですが，副作用の可能性は残念ながらゼロではありません．そこで，輸血の副作用を避けるために，ご自分の血液を前もって採血して保管しておいて，手術の時にご自分の血液を輸血するという方法が自己血輸血です．

　幸い，あなたの手術予定は1カ月後なので，これから自己血を採血して手術に備えることができます．ただし，一定の条件を満たしていないと自己血を採血することができないので，自己血採血を行うために必要な事項についてこれから説明しますね．

　（自己血輸血のオリエンテーションのためのパンフレットを作成し，ヘモグロビン値など自己血採血を行ううえで必要な条件を記載しておくと，よりわかりやすいかもしれません）

- 「こんなに大量の血を採血しても大丈夫なの？」

【回答例】ヒトの循環血液量（私達の体内を循環している血液の量）は体重の約1/13です．あなたの体重は60 kgですから，循環血液量は約4,600 mLと推定されます（血液の比重は約1.05ですが，ここでは血液1 mL≒1 gと概算）．循環血液量の15％程度の出血では循環動態に大きな影響はないとされています．自己血の採血量は循環血液量の10％以内で，上限は400 mLと決められていて，あなたの循環血液量の10％より少ないので安心してください．

　（患者さんの体格によって循環血液量や自己血採血量の上限は異なります）

- 「夜勤明けで，そのまま病院に来たので全然寝ていないのですが，採血できますか？」

【回答例】睡眠不足の状態で採血すると，気分が悪くなって倒れてしまうなど重大な副作用が起きるおそれがあるので，今日は自己血採血ができません．主治医に連絡して採血予定

を変更してもらいましょう．あなたの仕事の予定に合わせて，夜勤明けではない日に自己血採血を行いましょう．

- 「鉄剤を飲むと胃がむかむかするし，便秘で調子が悪い．飲まなきゃいけないの？」

【回答例】鉄剤は採血後の貧血の予防・改善のために処方されています．嘔気や便秘などの消化器症状は鉄剤の副作用と思われます．服薬方法を朝夕食後から就寝前に変更する，シロップ剤の鉄剤に切り替えるなどすると副作用が軽減される場合があるので試してみましょう．それでも副作用が強く，服薬の継続が難しければお知らせください．注射用鉄剤による鉄分の補充への変更を医師に相談します．

- 「鉄剤を飲むと便が真っ黒になってビックリした．大丈夫なの？」

【回答例】腸管で吸収されずに排泄された鉄分により便の色が黒くなっているだけですから心配いりません．

- 「採血の前日に飲み会があるんだけど，飲酒しても問題ありませんか？」

【回答例】自己血採血に備えた体調維持管理のため，採血前日の飲酒は控えてください．

- 「自己血採血に備えて，食事は何を食べたらいいですか？」

【回答例】鉄を多く含む食材を摂るとよいでしょう．レバーや魚（カツオ，マグロ），貝（あさり，しじみ），緑黄色野菜（小松菜，ホウレンソウ），海藻（海苔，ワカメ，ひじき），大豆，きくらげなどは鉄を含む食材です．動物性食品に含まれるヘム鉄のほうが植物性食品に含まれる非ヘム鉄よりも吸収されやすいといわれますが，他の栄養素と一緒にバランスよく食事をすることで，植物性食品からも鉄は吸収されます．

- 「糖尿病の検査の採血もあるので，朝食を食べずに病院に来ました」

【回答例】空腹のまま自己血採血を行うと，採血後に気分が悪くなって倒れてしまうおそれがあります．検査用採血が終わったら，朝食を買って食べてください．食べ終わってから自己血採血を行いましょう．また，検査用採血の際に採血の担当者に，「今日は自己血採血があるので，太い静脈からは採血しないでください」と伝えるようにしてください．

- 「自己血採血が終わったら，デパートで買い物してから帰ります」

【回答例】自己血採血後は出歩かないで，速やかに帰宅して休息してください．買い物などで長時間出歩くと，途中で気分が悪くなって倒れてしまうおそれがあります．

- 「いつも血管が細くて出にくいと言われて，採血では苦労しています」

【回答例】自己血の採血ができそうな血管がないか探してみますので，ちょっと見せてくださいね．採血前に温タオルで腕を温めると血管が拡張して採血しやすくなることがあるので，試してみましょう．（血管の状態を確認した結果，やはり採血が難しいと思われた場合は，「血管が細いと採血中に血流が低下することがあるので，自己血の採血予定量について先生に相談しますね」と伝え，主治医に相談しましょう）

文献一覧

■ Scene 1

1) 厚生労働省：医療関係者のための改正薬事法・血液法説明資料．医療機関と改正薬事法　ポイント1　生物由来製品の安全確保　医療関係者による，生物由来製品の安全性確保対策．2002．http://www.mhlw.go.jp/qa/iyaku/yakujihou/point1.html（2018年8月1日閲覧）
2) 厚生労働省　医薬食品局血液対策課：輸血療法の実施に関する指針．平成17年9月（平成26年11月一部改正）．
3) 厚生労働省　医薬食品局血液対策課：血液製剤等に係る遡及調査ガイドライン（改定版）．2005（平成17）年3月〔2012（平成24）年3月一部改正〕．
4) 常山初江：ABO血液型検査．「スタンダード　輸血検査テキスト」．認定輸血検査技師制度協議会カリキュラム委員会編，第3版，p.63，医歯薬出版，2017．
5) 内川　誠：血液型抗原と抗体．「輸血学」．遠山　博，他編著，改訂第3版，pp.377-398，中外医学社，2004．
6) 日本輸血・細胞治療学会：赤血球型検査（赤血球系検査）ガイドライン（改訂2版）．日本輸血・細胞治療学会，2016年10月．

■ Scene 2

1) 厚生労働省　医薬・生活衛生局：血液製剤の使用指針．平成29年3月．2017．
2) 日本赤十字社：輸血用血液製剤　取り扱いマニュアル．2017年4月改訂．
3) 日本赤十字社：医薬品情報．http://www.jrc.or.jp/mr/blood_product/（2018年8月1日閲覧）
4) 大戸　斉：輸血後GVHD．「輸血学」．遠山　博，他編著，改訂第3版，pp.636-645，中外医学社，2004．
5) United Kingdom Blood Services：Handbook of Transfusion Medicine. 5 th edition, TSO Publishing, 2013.
6) 日本赤十字社：輸血情報　診療報酬特別号1804．http://www.jrc.or.jp/mr/news/pdf/yuketsuj_1804 extra.pdf（2018年8月1日閲覧）
7) 日本赤十字社：輸血情報 0902-117 新鮮凍結血漿（FFP）の融解方法について．2009．
8) 日本赤十字社：輸血情報 0802-111 血小板製剤の外観検査について．2008．
9) 船津理恵，他：細菌汚染による血小板製剤の凝集物．日本輸血細胞治療学会誌，62（4）：543-544，2016．
10) 日本赤十字社：輸血情報 9602-18 輸血用血液の過熱と事故．1996．
11) 日本麻酔科学会，日本輸血・細胞治療学会：危機的出血への対応ガイドライン．日本麻酔科学会，日本輸血・細胞治療学会，2017．

■ Scene 3

1) 厚生労働省　医薬食品局血液対策課：輸血療法の実施に関する指針．平成17年9月（平成26年11月一部改正）．
2) 財団法人日本医療機能評価機構医療事故防止事業部：医療事故情報収集等事業 第17回報告書（2009年1月～3月）．2009．

3) 財団法人日本医療機能評価機構医療事故防止事業部：医療事故情報収集等事業 医療安全情報 誤った患者への輸血（第2報）．No.110，2016．
4) Stupnyckyj C, et al：Changing blood transfusion policy and practice. The American Journal of Nursing, 114（12）：50-59, 2014.
5) Miller MA, et al：Transfusions via hand-held syringes and small-gauge needles as risk factors for hyperkalemia. Transfusion, 44（3）：373-381, 2004.
6) 日本赤十字社：輸血用血液製剤 取り扱いマニュアル．2017年4月改訂．
7) United Kingdom Blood Services：Handbook of Transfusion Medicine. 5 th edition, TSO Publishing, 2013.
8) Gehrie EA, et al：Measuring the influence of blood component infusion rate on recipient vital signs. Vox Sanguinis, 109（4）：353-358, 2015.
9) 前田平生，遠山 博：輸血の副作用・合併症．「輸血学」．遠山 博，他編著，改訂第3版，pp.619-620，中外医学社，2004．
10) American Association of Blood Banks（AABB）：Blood Transfusion Therapy：A Physician's Handbook. 8 th edition, pp.132-133, AABB, 2005.
11) 伊達英子，他：中心静脈カテーテルから輸血中に，逆流のため薬物が混入して生じた血小板製剤の凝集塊．日本輸血細胞治療学会誌，63（4）：559-560，2017．
12) 浅野尚美，他：血小板製剤内のフィブリン塊．日本輸血細胞治療学会誌，63（6）：727-728，2017．
13) 川澄化学工業：カワスミ カリウム吸着フィルター添付文書．2016．
14) 日本赤十字社：輸血用血液製剤資料表．照射赤血球濃厚液-LR「日赤」の安定性試験成績．http://www.jrc.or.jp/mr/product/list/pdf/shikenseiseki_ir-rbc-lr_140801-4.pdf（2018年8月1日閲覧）
15) 名雲英人，佐竹正博：輸血用血液製剤の細菌汚染の現状と対策．日本輸血細胞治療学会誌，60（1）：3-11，2014．
16) 日本赤十字社：輸血情報1807-161．輸血用血液製剤との関連性が高いと考えられた感染症症例-2017年-．2018

Scene 4

1) 日本麻酔科学会，日本輸血・細胞治療学会：危機的出血への対応ガイドライン．日本麻酔科学会，日本輸血・細胞治療学会，2017．
2) 厚生労働省 医薬食品局血液対策課：輸血療法の実施に関する指針．平成17年9月（平成26年11月一部改正）．
3) Oldham J, et al：Right patient, right blood, right care：safe transfusion practice. British Journal of Nursing, 18（5）：312-320, 2009.
4) United Kingdom Blood Services：Handbook of Transfusion Medicine. 5 th edition, TSO Publishing, 2013.
5) 山本晃士：POCTを活用した実践的治療 輸血による止血戦略とそのエビデンス．金芳堂，2016．

Scene 5

1) 日本赤十字社：輸血情報 1807-162 赤十字血液センターに報告された非溶血性輸血副作用-2017年-．2018．
2) 日本輸血・細胞治療学会：輸血副作用の症状項目．http://yuketsu.jstmct.or.jp/wp-content/themes/jstmct/images/medical/file/side_effect/Ref15-1.pdf（2018年8月1日閲覧）

3) 日本輸血・細胞治療学会：輸血副作用の診断項目表．http://yuketsu.jstmct.or.jp/wp-content/themes/jstmct/images/medical/file/side_effect/Ref15-3.pdf（2018年8月1日閲覧）
4) 日本赤十字社：輸血情報 1610-149 赤十字血液センターに報告された非溶血性輸血副作用-2015年-．2016.
5) Oldham J, et al：Right patient, right blood, right care：safe transfusion practice. British Journal of Nursing, 18（5）：312-320, 2009.
6) 田所憲治：血清型と輸血副作用．「輸血学」．遠山　博，他編著，改訂第3版，pp.496-507, 中外医学社，2004.
7) 日本輸血・細胞治療学会：輸血副反応ガイド Version1.0．日本輸血・細胞治療学会，2014.
8) 前田平生，遠山　博：輸血の副作用・合併症．「輸血学」．遠山　博，他編著，改訂第3版，pp.530-553, 中外医学社，2004.
9) 日本赤十字社：医薬品情報．輸血用血液製剤資料表．照射洗浄血小板HLA-LR「日赤」．http://www.jrc.or.jp/mr/product/list/（2018年8月1日閲覧）
10) 厚生労働省 医薬・生活衛生局：血液製剤の使用指針．平成29年3月．2017.
11) 及川伸治，他：重炭酸リンゲル液を用いた血小板製剤の洗浄と保存．日本輸血細胞治療学会誌，59（3）：492-498, 2013.

■ Scene 6

1) 厚生労働省 医薬食品局血液対策課：輸血療法の実施に関する指針．平成17年9月（平成26年11月一部改正）．
2) 日本自己血輸血学会：貯血式自己血輸血実施指針．日本自己血輸血学会，2014.
3) 日本自己血輸血学会：貯血式自己血輸血を行う患者さんへの注意点．貯血式自己血輸血ができない患者さん．http://www.jsat.jp/jsat_web/jikoketuyuketu_toha/index.html（2018年8月1日閲覧）
4) 日本赤十字社：輸血情報1712-156．血小板製剤による細菌感染にご注意ください．2017.
5) 塩野義製薬：医薬品インタビューフォーム イソジン液10％．2017年2月作成（第6版）．
6) 片山真登香，他：アンケート調査による自己血貯血後の遅発性有害身体症状の調査とそのリスク因子の検討．自己血輸血，29（1）：17-25, 2016.
7) 岩尾憲明：自己血採血後に急性循環不全，意識消失をきたした80歳以上の高齢患者の2症例．日本輸血細胞治療学会誌，57（4）：274-277, 2011.
8) 牧野朝子，他：自己血輸血後の急性腎不全－血液保管温度の管理に要注意－．自己血輸血，28（1）：95-98, 2015.
9) 津田由紀子，他：自己血輸血副作用についての患者理解度調査．自己血輸血，28（1）：69-72, 2015.
10) 岩尾憲明：自己血採血へ看護師が関わることにより得られた効果について．自己血輸血，23（1）5-11, 2010.

【著者略歴】

岩尾 憲明（いわお のりあき）

医師，輸血認定医，内科認定医，血液専門医
1990年　大阪医科大学卒業
1998年　大阪医科大学附属病院 内科 助手
2001年　大阪医科大学附属病院 輸血室 助手
2006年　山梨大学医学部附属病院 輸血部 講師
2014年　順天堂大学医学部 輸血学 准教授
2016年　順天堂大学医学部附属静岡病院 血液内科 准教授
2017年　順天堂大学医学部附属静岡病院 輸血室長
2020年　順天堂大学医学部附属静岡病院 血液内科 先任准教授

看護現場の疑問にこたえる
Q&Aでわかる　輸血ケア　　　　　ISBN978-4-263-23708-3

2018年10月5日　第1版第1刷発行
2022年3月20日　第1版第3刷発行

　　　著　者　岩　尾　憲　明
　　　発行者　白　石　泰　夫
　　　発行所　医歯薬出版株式会社
〒113-8612　東京都文京区本駒込1-7-10
TEL.（03）5395-7618（編集）・7616（販売）
FAX.（03）5395-7609（編集）・8563（販売）
https://www.ishiyaku.co.jp/
郵便振替番号 00190-5-13816

乱丁，落丁の際はお取り替えいたします　　印刷・あづま堂印刷／製本・皆川製本所
© Ishiyaku Publishers, Inc., 2018. Printed in Japan

本書の複製権・翻訳権・翻案権・上映権・譲渡権・貸与権・公衆送信権（送信可能化権を含む）・口述権は，医歯薬出版（株）が保有します．
本書を無断で複製する行為（コピー，スキャン，デジタルデータ化など）は，「私的使用のための複製」などの著作権法上の限られた例外を除き禁じられています．また私的使用に該当する場合であっても，請負業者等の第三者に依頼し上記の行為を行うことは違法となります．

JCOPY <出版者著作権管理機構 委託出版物>
本書をコピーやスキャン等により複製される場合は，そのつど事前に出版者著作権管理機構（電話 03-5244-5088，FAX 03-5244-5089，e-mail : info@jcopy.or.jp）の許諾を得てください．